中国民间刺血术

甄思圆◎编著

天津出版传媒集团
天津科技翻译出版有限公司

图书在版编目（CIP）数据

中国民间刺血术 / 甄思圆编著. -- 天津 : 天津科技翻译出版有限公司, 2025. 4. -- ISBN 978-7-5433-4656-7

Ⅰ. R245.31

中国国家版本馆CIP数据核字第20256C8C52号

中国民间刺血术

Zhongguo Minjian Cixueshu

出　　版：天津科技翻译出版有限公司
出 版 人：方　艳
地　　址：天津市和平区西康路35号
邮政编码：300051
电　　话：（022）87894896
传　　真：（022）87893237
网　　址：www.tsttpc.com
印　　刷：三河市天润建兴印务有限公司
发　　行：全国新华书店
版本记录：710mm × 1000mm　16开本　10.5印张　150千字
2025年4月第1版　2025年4月第1次印刷
定价：68.00元

前言

在快节奏的现代生活中，健康问题日益凸显，人们越来越追求自然、安全、有效的治疗方式。中医刺血术作为一种源远流长的自然疗法，以“简、便、验、廉”为特点，在民间广泛流传，深受百姓信赖。《中国民间刺血术》从刺血术的常识入手，旨在以朴素而规范的语言，向广大读者介绍这一古老而实用的中医外治法。

刺血术，顾名思义，是通过刺激人体特定穴位，放出少量血液，以达到通络止痛、活血消肿、泄热祛邪、醒脑开窍、调节神志、祛风止痒的治疗目的。历经数代医家的实践与创新，逐渐形成了一套完整而系统的理论体系与操作规范。

本书的第一章，介绍了刺血术的历史沿革、作用、禁忌证及常用的针具与针法，同时，针对可能出现的异常情况，也提供了相应的处理办法，以帮助读者在实践过程中安全、有效地运用这一疗法。

穴位，是中医理论中的核心概念之一，也是刺血术操作的关键所在。在本书的第二章，作者详细介绍了刺血术常用的穴位，包括简易取穴方法及各穴位的主治等。精准地刺激穴位，能够激发身体的自愈能力，达到治疗疾病的目的。希望读者通过这一部分内容对中医穴位有一个更清晰、直观的认识。

当然，理论最终要服务于实践。在本书的第三章至第十三章，作者结合临床实际，详细地介绍了刺血术在多种常见疾病中的应用，包括呼吸科疾病、脾胃科疾病、代谢科疾病、神经内科疾病，以及外科、妇科、儿科、皮肤科等专科的疾病，且一一阐述了刺血治疗方案。

编者始终秉持着传承与创新并重的原则编写此书，既尊重传统中医的智慧与经验，又注重与现代医学的融合与发展。希望这本书能够让更多的人了解中医民间刺血术的魅力与价值，共同推动中医事业的传承与发展，让古老的刺血术在现代社会焕发出新的生机与活力。

目录

第一章　刺血常识

目录

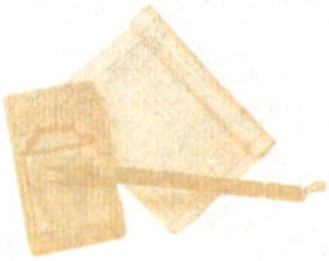

第二章　取穴治病

目录

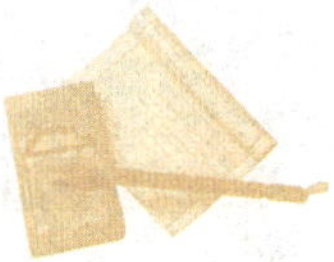

目录

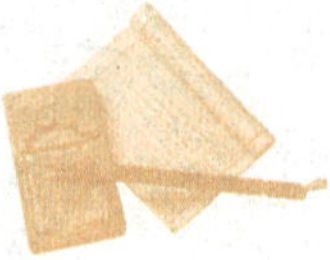

目录

目录

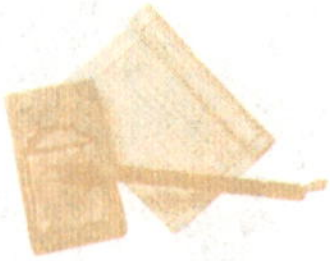

第一章 刺血常识

刺血术的沿革

刺血术，也就是刺血疗法，在古代被称为“启脉”“刺络”，是一种独特、简便有效的针刺方法。刺血疗法具有“简、便、验、廉”的特点，且无不良反应，因此在民间广泛流传和应用，深受广大群众尤其是患者的欢迎。

刺血疗法在我国历史悠久，可追溯至远古石器时代。多位名医都使用过刺血疗法，《史记·扁鹊仓公列传》中记载了春秋战国时期著名医家扁鹊在治疗虢太子尸厥证时使用了刺血疗法，运用针石在三阳五会进行针刺，也是成语“起死回生”的出处。唐代孙思邈的《千金方》中记有：“胃疟，令人旦病也，善饥而不能食，食而支满腹，刺足阳明、太阴横脉出血。”在《千金方》的补编《千金翼方》中记有：“喉痹，针两小手指爪纹中出血三大豆许即愈，左刺右，右刺左。”张子和《儒门事亲》中多次使用针刺放血疗法，并认为针刺放血，攻邪最为便捷。明代杨继洲在《针灸大成》中记载了丰富的针刺放血法内容。清代叶天士曾用本疗法治愈喉科疾病。

刺血术的作用

刺血术的作用机制与中医理论中的“经络学说”，以及“气血学说”密切相关。在中医理论中，人体各种功能活动均依赖于气血正常运行，并通过经络营养全身，保持人体正常生理功能的活动。朱丹溪曾说：“气血冲和，万病不生。”运用刺血术，可以疏通经络气血，改善气滞血瘀的病理变化，从而达到治疗疾病的目的。刺血术的功用，概括起来主要有以下几方面。

一、通络止痛

中医认为“通则不痛，痛则不通”，人体气血运行通畅，则不易出现疼痛，如果气血运行失常，经脉闭塞不通、气滞血瘀，会导致疾病和疼痛。而针刺放血可直接疏通瘀滞，迫血外出，畅通经脉，使痛感消失。临床用针刺放血治疗各种顽固性头痛、软组织损伤等痛症，都可起到良好的止痛效果。

二、活血消肿

跌打损伤引起气滞血瘀、肢体肿胀，通过刺血可以疏通经络、畅通气血、祛除瘀滞、舒筋活络而达到活血、消肿、止痛的目的。因此，临床广泛用于各种因气滞血瘀所致的疼痛，如跌打损伤、软组织损伤引起的肢体肿胀、活动受限等病症。

三、泄热祛邪

刺血术具有泄热祛邪的功用，尤其适用于阳盛发热、热毒亢盛，以及毒邪侵入而生引发的各种病症，如疮疡。运用刺血术可以疏泄血脉中过盛的阳气及邪热，并有助于将侵入人体的毒邪随血液排出体外，使人体机能逐步恢复正常。

此外，刺血亦可泄毒，对于急性乳腺炎、丹毒、疔肿、毒虫咬伤等感染性疾病，运用刺血疗法点刺伤处或红肿处，有助于排出毒液，减轻中毒症状。孙思邈在《千金方》中提出："蜂、蛇等众毒虫所螫，以针刺螫上血出，即可愈。"

四、醒脑开窍

醒脑开窍是指刺血术可用于危重急症患者，如《素问·缪刺论》中就有用刺血术治疗尸厥的记载。在《灵枢·癫狂》中曾有"脉癫疾者，暴仆……刺之出血"的记载。在中医理论中，昏厥等危急重症的病机多与气血逆乱、经络闭塞有关，使用刺血术有助于疏通经络，醒脑开窍。

五、调节神志

调节神志是指运用刺血术可以治疗精神神志疾病。此类疾病多与情志忧郁、气血不和有关，使用刺血术，有助于通经活络、调理气血、调节神志。《素问·调经论》中提到："神有余则笑不休……泻其小络之血……神气乃平。"

六、祛风止痒

清代医家姚止庵撰写的《素问经注节解》中记载了"治风先治血，血行风自灭"，这也是中医理论中治疗瘙痒的重要原则。运用刺血术可以理气调血，使"风"气无处留存，从而达到祛风止痒的效果。

刺血术的禁忌证

虽然刺血术简单便捷、疗效显著，具有深厚的群众基础，但是需要注意的是，刺血术也有使用禁忌，包括特殊情况及特殊穴位。

特殊情况

有些人群或者有些症状并不适用于刺血术，主要是有与血液相关的疾病的患者，以及特殊时期的女性群体。

1. 血友病、血小板减少症及其他有出血倾向疾病的患者禁用刺血术。

2. 贫血、低血压患者应慎用刺血术。

3. 血管瘤患者不宜用刺血术。

4. 过饥、过饱、醉酒（图1–1）、大汗、过度劳累者禁用刺血术。

5. 妊娠期、哺乳期女性及习惯性流产者应禁用刺血术，月经期女性应慎用刺血术。

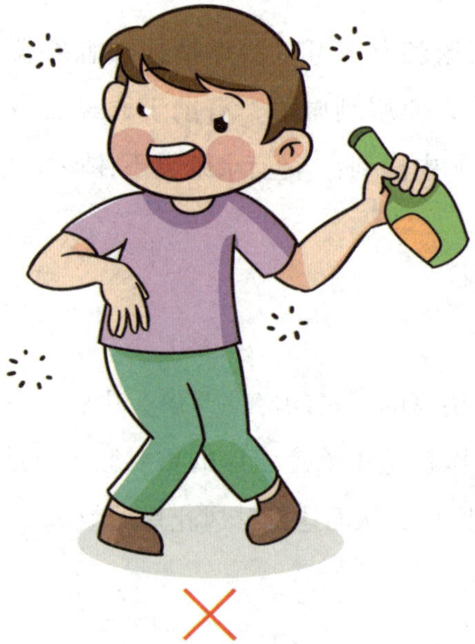

图 1–1　醉酒

特殊穴位

明代针灸学家徐凤在《针灸大全》中提到禁针穴歌：

禁针穴道要先明，脑户囟会及神庭。

络却玉枕角孙穴，颅囟承泣随承灵。

神道灵台膻中忌，水分神阙并会阴。

横骨气冲手五里，箕门承筋及青灵。

乳中上臂三阳络，二十三穴不可针。

孕妇不宜针合谷，三阴交内亦通伦。

石门针灸应须忌，女子终身无妊娠。

外有云门并鸠尾，缺盆客主人莫深。

肩井深时人闷倒，三里急补人还平。

根据禁针歌诀可以推出，神庭穴、脑户穴、囟会穴、玉枕穴、络却穴、承灵穴、颅囟穴、角孙穴、承泣穴、神道穴、灵台穴、云门穴、肩井穴、膻中穴、缺盆穴、鸠尾穴、手五里穴、青灵穴、合谷穴、神阙穴、横骨穴、气冲穴、箕门穴、承筋穴、水分穴、会阴穴、石门穴、三阴交穴、三阳络穴在进行刺血治疗时需要格外注意。

刺血术常用针具

刺血术常用的针具包括三棱针、梅花针及毫针。

一、三棱针

三棱针（图1–2）又被称为锋针，是九针之一，最早见于《灵枢·九针十二原》。针身圆柱状，针尖锋利，三面有刃，因此，被称为三棱针。

《灵枢·九针论》说：“四曰锋针，取法于絮针，筒其身，锋其末，长一寸六分，主痈热出血。”现在的三棱针由不锈钢制成，长1.6寸，即5.3cm，针身为圆柱状，针尖锋利呈三棱锥状，三面有刃。三棱针主要用于点刺放血、挑刺放血及排脓。

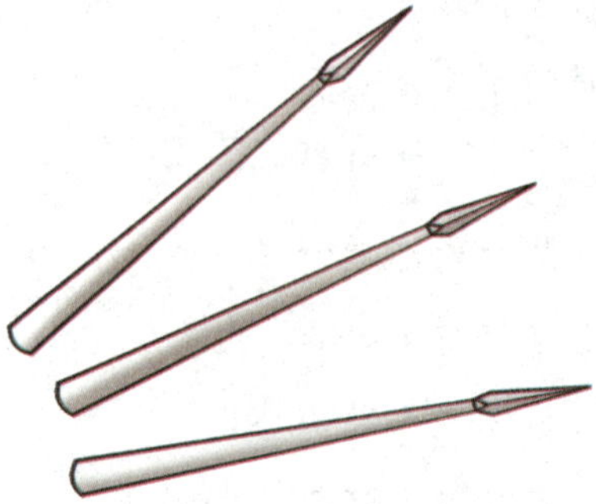

图 1-2　三棱针

二、梅花针

梅花针是在古代“镵针”的基础上，根据《黄帝内经》中所记载的“扬刺”“毛刺”发展起来的一种针具。梅花针针柄有硬柄和软柄两种规格，针的数目为五支。除梅花针（五支针）外，还有七星针（七支针）及罗汉针（十八针）（图1-3）。

在《灵枢·官针》中提到，“七曰毛刺，毛刺者，刺浮痹于皮肤也。”梅花针的特点是刺皮而不伤肉，多用于治疗皮肤病。

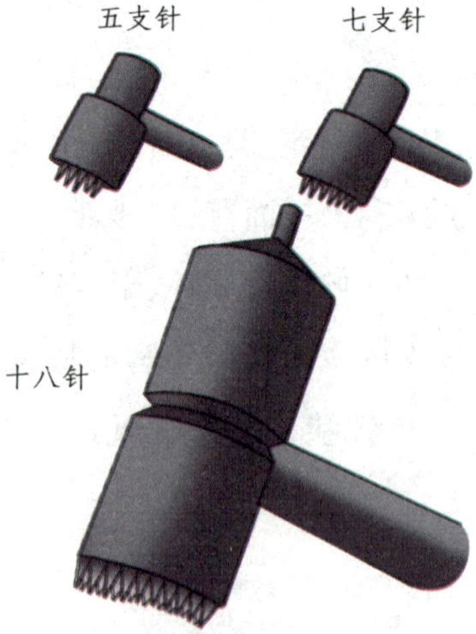

图 1-3　梅花针、七星针和罗汉针

三、毫针

在《灵枢·九针十二原》中提到，“毫针者，尖如蚊虻喙，静以徐往，微以久留之而养，以取痛痹”。现代临床中对小儿及虚证患者刺血时多选用毫针，规格多为1寸。毫针的结构可分为5个部分，包括针尖、针身、针根、针柄、针尾（图1–4）。

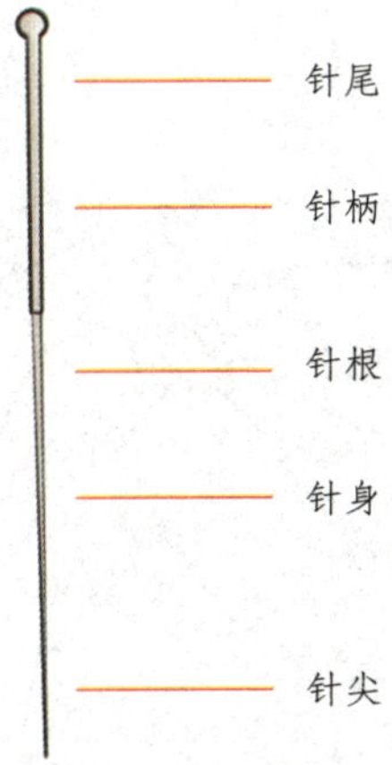

图 1–4 毫针

刺血术常用针法

针法包括点刺放血法、密刺放血法、挑刺放血法、捏起放血法及针罐法。

一、点刺放血法

【针具】

常用三棱针或粗毫针。

【操作方法】

先用左手拇示中三指捏紧应刺的穴位，右手持针迅速刺入半分深左右，立即将针退出，然后用手挤压针刺局部，使之出血或使其他液体流出，见图1–5。

【位置】

多用于四肢末端部位，如十二井穴、十宣穴及耳尖穴等。

【适用疾病】

昏厥、中暑、中风、发热、咽喉肿痛；腱鞘囊肿等软组织损伤性疾病。

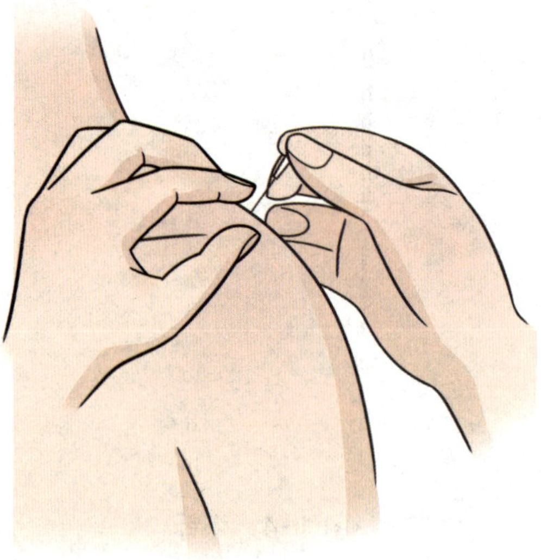

图 1–5　点刺放血法

二、密刺放血法

【针具】

三棱针或者梅花针。

【操作方法】

使用三棱针时，需要轻轻点刺皮肤；使用梅花针时（图1–6），用右手握住针柄后部，示指按压在针柄中段以保持固定，均匀地弹刺。

【位置】

多用于胸腹部、颈肩背部和患处局部皮肤。

【适用疾病】

常用于皮肤病或局部性疾病，如局部皮肤麻木、疼痛，以及斑秃、神经性皮炎等皮肤病。

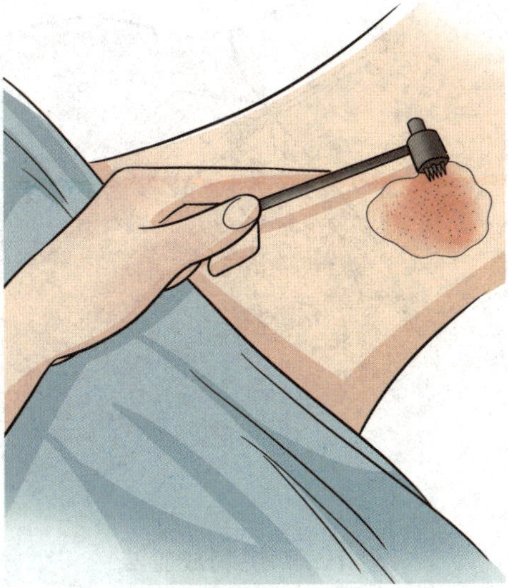

图 1-6 密刺放血法

三、挑刺放血法

【针具】

多使用三棱针。

【操作方法】

操作者先用左手五指按压被刺部位周围的肌肤，右手持三棱针刺入穴位及肌肉浅薄的部位并挑破出血，见图1-7。

【位置】

常用于胸部、腹部、背部、头面部穴位及肌肉浅薄的部位。

【适用疾病】

治疗睑腺炎、乳痈、痔疮等疾病。

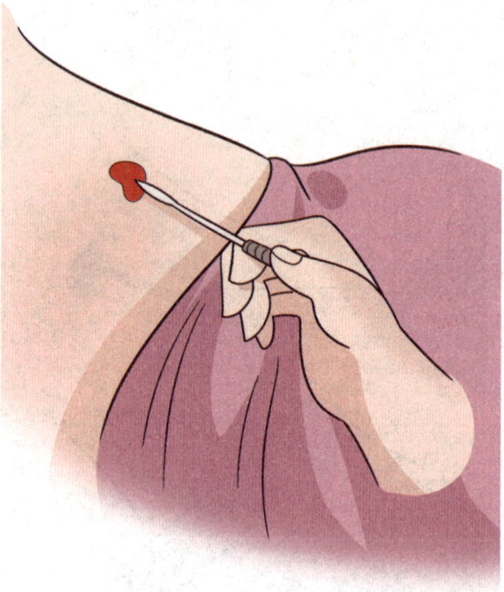

图 1–7　挑刺放血法

四、捏起放血法

【针具】

三棱针或毫针。

【操作方法】

操作者用左手的拇指和示指捏起需要放血的肌肉，右手持三棱针或毫针刺入皮肤穴位，将针取出后立即用手挤压被刺处使其出血，见图1–8。

【位置】

常用于头面部穴位或肌肉浅薄的部位，如印堂、攒竹等穴位。

【适用疾病】

头晕、头痛等。

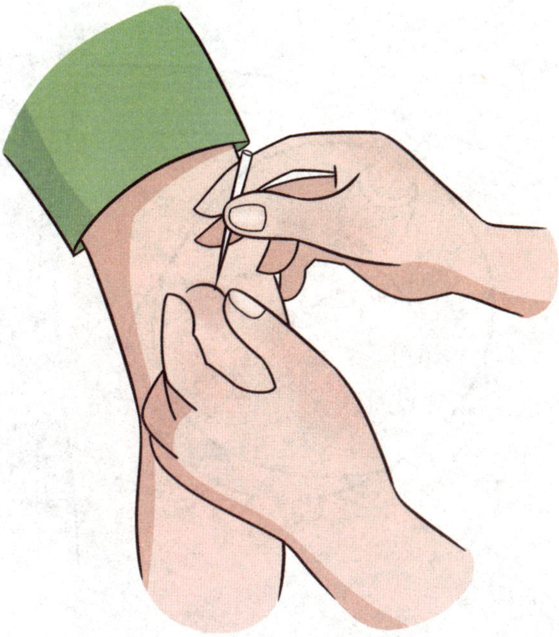

图 1-8　捏起放血法

五、针罐法

【针具】

三棱针或者皮肤针，火罐。

【操作方法】

操作时，术者先以三棱针或皮肤针针刺局部见血（或不见血），然后进行拔罐放血治疗。一般留罐的时间为5～10分钟，待火罐内吸出一定量的血液后起之（图1-9）。

【位置】

多用于躯干及四肢近端等能吸住罐具的部位。

【适用疾病】

病灶范围较大的丹毒、神经性皮炎、扭挫伤等疾病。

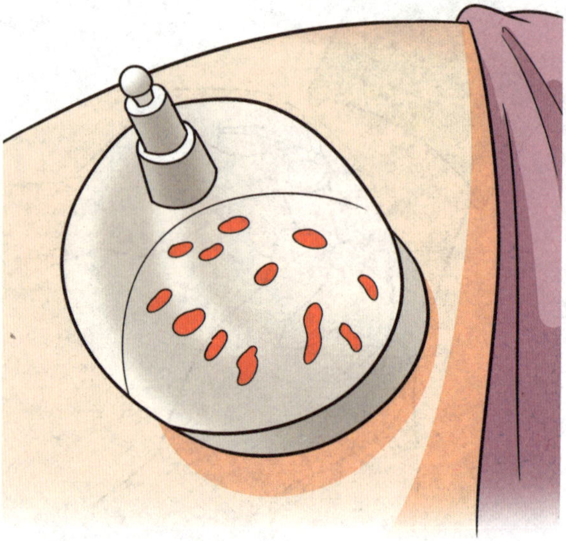

图 1-9　针罐法

异常情况及处理办法

放血术相对于针灸等中医疗法而言，安全可靠，危险性较小。但由于该疗法同样使用针具治疗，所以也会有部分患者出现晕针、局部血肿或者动脉出血等异常情况。操作者在遇到此类特殊情况时不要慌张，按规程处理即可。

【常规处理办法】

应立即停针止血，让患者平卧休息，稍稍缓解后饮用温开水。若患者的异常情况没有明显改善，操作者可用手指刺激水沟、涌泉等穴（图1-10）。

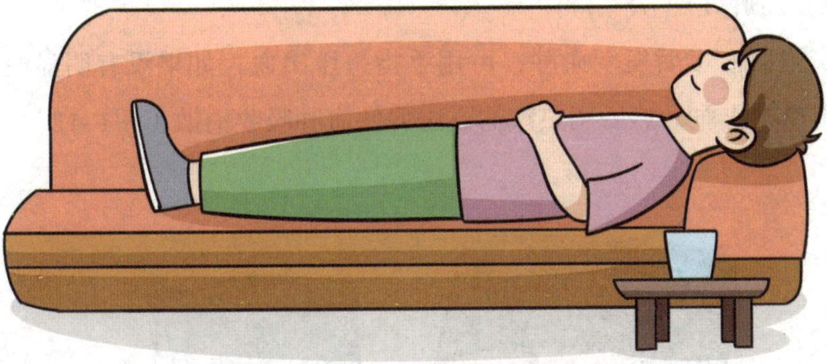

图 1-10 常规处理方法

【误刺动脉处理方法】

操作者若在操作过程中误刺动脉，应用消毒纱布做局部加压止血，出血即可停止（图1-11）。

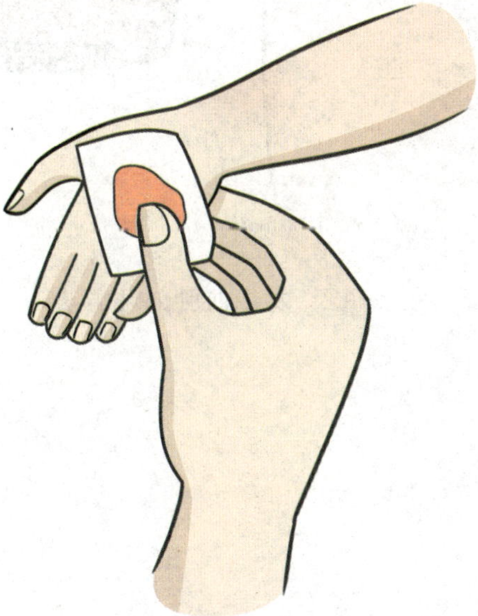

图 1-11 误刺动脉处理方法

【发生血肿处理方法】

若实施刺血术后发生血肿，可用手指挤压出血；如果没有明显改善，可以先采用冷敷止血，然后用热敷的方法促使血肿吸收消散（图1–12）。

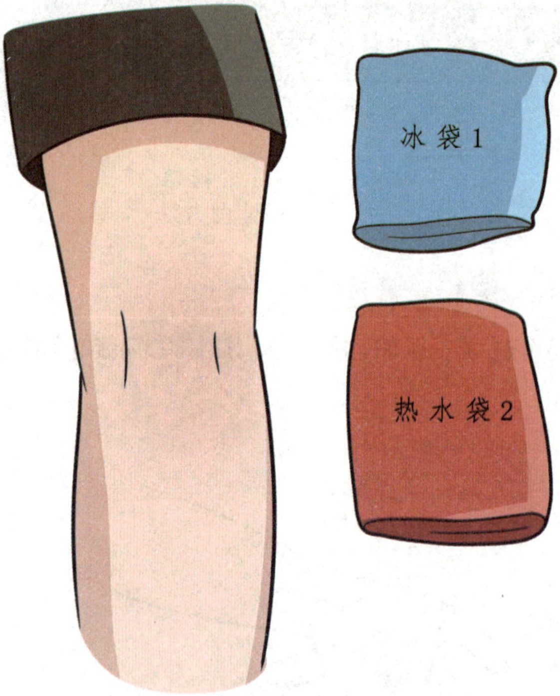

图 1–12　发生血肿处理方法

第二章　取穴治病

在穴位上刺血，可以调节人体脏腑内的阴阳气血，使之达到平衡状态，达到医治疾病的目的。经是主干，穴是枢纽，离穴不离经是穴位治疗的通用原则之一，因此，在选配常用刺血经穴时，应首先明确各经络的位置，并熟记常用穴位，以便达到更好的疗效。

特定穴

有些穴位具有特殊作用，被称为特定穴，并有固定的名称。常见的特定穴位包括五腧穴、原穴、络穴、八会穴、四总穴等。这些穴位也是刺血时常用的穴位。

一、五腧穴

五腧穴（表2-1和表2-2）是指十二经脉分布在四肢肘、膝关节以下的井、荥、输、经、合五种穴位。《灵枢·九针十二原》中曾提出，“所出为井，所溜为荥，所注为输，所行为经，所入为合，二十七气所行，皆在五腧也。”这是以水流的大小来形容十二经脉之气由小到大、由浅入深的特点。

井穴

井穴多位于肢端爪甲之旁。经气初出，犹如水的源头，所以称“井”。

荥穴

荥穴多位于指（趾）掌（跖）部。经气稍盛，如水成微流，涓涓而行，所以称“荥”。

输穴

输穴多位于腕（踝）关节附近。经气渐盛，如较大水流灌注、水流成渠，所以称“输”。

经穴

经穴多位于腕（踝）或臂（胫）部。经气更盛，像水流之长行，所以称“经”。

合穴

合穴多位于肘（膝）关节附近。经气充盛深入处，宛如水流汇合于海，所以称“合”。

五腧穴的作用各不相同，如井穴常用于开窍醒神，荥、输穴治“外经”病症，合穴治疗脏腑病症等。

表 2–1　六阴经五腧穴具体穴位

阴经	井	荥	输	经	合
手太阴肺经	少商	鱼际	太渊	经渠	尺泽
足太阴脾经	隐白	大都	太白	商丘	阴陵泉
手少阴心经	少冲	少府	神门	灵道	少海
足少阴肾经	涌泉	然谷	太溪	复溜	阴谷
手厥阴心包经	中冲	劳宫	大陵	间使	曲泽
足厥阴肝经	大敦	行间	太冲	中封	曲泉

表 2–2　六阳经五腧穴具体穴位

阳经	井	荥	输	经	合
手阳明大肠经	商阳	二间	三间	阳溪	曲池
足阳明胃经	厉兑	内庭	陷谷	解溪	足三里
手太阳小肠经	少泽	前谷	后溪	阳谷	小海
足太阳膀胱经	至阴	足通谷	束骨	昆仑	委中
手少阳三焦经	关冲	液门	中渚	支沟	天井
足少阳胆经	足窍阴	侠溪	足临泣	阳辅	阳陵泉

二、原穴

原穴（表2–3）是指脏腑的原气经过和留止的部位。十二经脉在腕、踝关节附近各有一个原穴，合为十二原穴。其中，阴经的原穴即本经五腧穴的输穴。

表 2–3　十二经脉的原穴

经络名称	原穴名称	经络名称	原穴名称
手太阴肺经	太渊	手阳明大肠经	合谷
足太阴脾经	太白	足阳明胃经	冲阳
手少阴心经	神门	手太阳小肠经	腕骨
足少阴肾经	太溪	足太阳膀胱经	京骨
手厥阴心包经	大陵	手少阳三焦经	阳池
足厥阴肝经	太冲	足少阳胆经	丘墟

在《针灸聚英》中记载了原穴歌诀，朗朗上口，帮助理解和记忆：

甲出丘墟乙太冲。丙归腕骨是原中。丁出神门原内过。戊胃冲阳气可通。己出太白庚合谷。辛缘本出太渊同。壬归京骨期中过。癸出太溪原穴逢。三焦壬是阳池穴。包络大陵癸又重。

三、络穴

络穴（表2–4）是人体运行气血的通道，包括经脉和络脉两部分，其中纵行的干线被称为经脉，由经脉分出网络全身各个部位的分支被称为络脉。络穴就是络脉在本经别出部位的腧穴。人体一共有15个络穴，其中十二经脉、任脉及督脉各有1个络穴，还有1个络穴为脾之大络，对应关系见表2–4。

表 2–4　络穴

经络名称	络穴名称	经络名称	络穴名称
手太阴肺经	列缺	手阳明大肠经	偏历
足太阴脾经	公孙	足阳明胃经	丰隆
手少阴心经	通里	手太阳小肠经	支正
足少阴肾经	大钟	足太阳膀胱经	飞扬
手厥阴心包经	内关	手少阳三焦经	外关
足厥阴肝经	蠡沟	足少阳胆经	光明
任脉	鸠尾	督脉	长强
脾之大络	大包		

在《针灸大全》中记载了络穴歌，便于记忆，如下所示：

人身络脉一十五，我今逐一从头数。手太阴络为列缺，手少阴络即通里。手厥阴络名内关，手太阳络支正是。手阳明络偏历当，手少阳络外关位。足太阳络号飞扬，足阳明络丰隆系。足少阳络是光明，足太阴络公孙寄。足少阴络为大钟，足厥阴络蠡沟配。阳督之络号长强，阴任之络为屏翳。脾之大络大包是，十五络穴君须记。

四、八会穴

脏、腑、气、血、筋、脉、骨、髓的精气分别会聚之处的八个腧穴被称为八会穴（表2–5）。

表 2–5　八会穴及其经属

名称	八会穴	经属	名称	八会穴	经属
脏	章门	肝经	筋	阳陵泉	胆经
腑	中脘	任脉	脉	太渊	肺经
气	膻中	任脉	骨	大杼	膀胱经
血	膈俞	膀胱经	髓	悬钟	胆经

为便于记忆，常有关于八会穴的记忆歌诀，比如：

腑会中脘脏章门，气会膻中血膈俞。

骨会大杼髓绝骨，筋会阳陵脉太渊。

五、四总穴

四总穴是明代医家徐凤在《针灸大全》中提到的四个穴位，这四个穴位对人体非常重要。他总结了一个关于四总穴的歌诀：

肚腹三里留，腰背委中求。

头项寻列缺，面口合谷收。

循经取穴

下文将按照循行顺序依次介绍十二经脉，以及十二经脉和任督二脉的常用穴位。

一、手太阴肺经常用穴位（图 2–1）

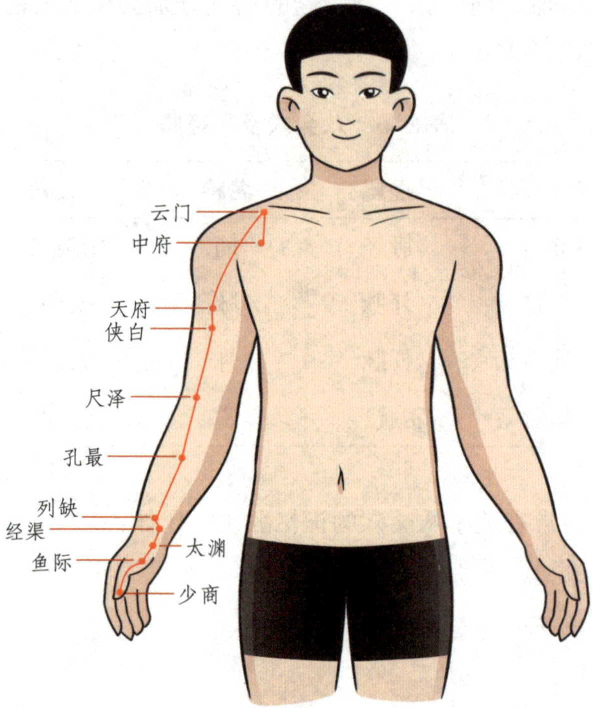

图 2–1　手太阴肺经常用穴位

手太阴肺经循行歌诀（《仁斋直指方论》）

手太阴肺中焦生，下络大肠出贲门。

上膈属肺从肺系，系横出腋臑中行。

肘臂寸口上鱼际，大指内侧爪甲根。

支络还从腕后出，接次指属阳明经。

手太阴肺经穴歌诀（《刺灸心法要诀》）

手太阴肺十一穴，中府云门天府列。

次则侠白下尺泽，又次孔最与列缺。

经渠太渊下鱼际，抵指少商如韭叶。

手太阴肺经穴分寸歌（《金针秘传》）

太阴肺兮出中府，云门之下一寸许。

云门璇玑旁六寸，巨骨之下二骨数。

天府腋下三寸求，侠白肘上五寸主。

尺泽肘中约横纹，孔最腕上七寸取。

列缺腕侧一寸半，经渠寸口陷中主。

太渊掌后横纹头，鱼际节后散脉举。

少商大指端内侧，相去爪甲韭叶许。

太渊

【简易取穴】腕横纹上，桡动脉的桡侧凹陷处即是此穴。

【主治】咳嗽，气喘，胸痛，咽喉肿痛，腕臂痛。

孔最

【简易取穴】手臂向前，仰掌向上，用另一只手握住手臂中段处，拇指指甲下压处即是此穴。

【主治】咳嗽，气喘，咽喉肿痛，肘臂挛痛，痔疮。

尺泽

【简易取穴】肘部微屈，先将手臂上举，在手臂内侧中央处有粗腱，腱外侧处即是此穴。

【主治】手臂不举，汗出中风，四肢暴肿，短气心烦，小儿惊风，吐泻。

列缺

【简易取穴】双手张开，虎口垂直交叉，一手示指压在另一只手的腕后桡侧高突处，示指尖所指赤白肉际的凹陷处即为此穴。

【主治】伤风外感，咳嗽，头痛项强，手腕扭伤，腕掌无力，半身不遂，肩痹，牙痛，口面㖞斜。

二、手阳明大肠经常用穴位（图 2–2）

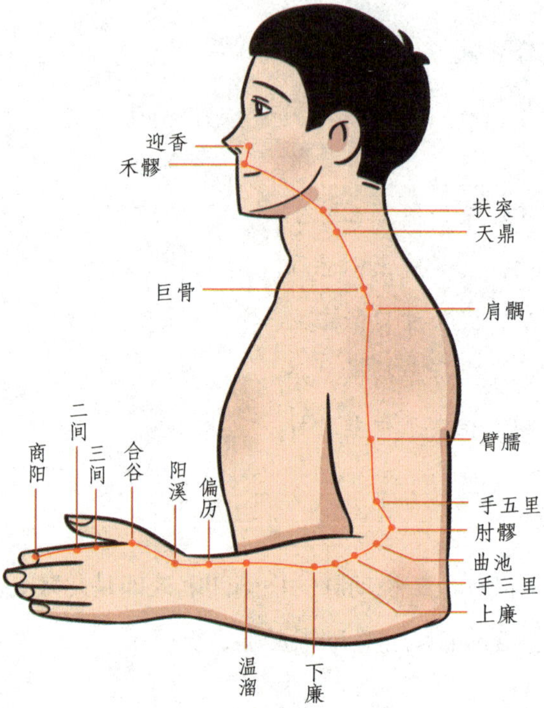

图 2–2　手阳明大肠经常用穴位

手阳明大肠经循行歌诀（《仁斋直指方论》）

阳明之脉手大肠，次指内侧起商阳。

循指上廉出合谷，两筋岐骨循臂肪。

入肘外廉循臑外，肩端前廉柱骨旁。

从肩下入缺盆内，络肺下膈属大肠。

支从缺盆直上颈，斜贯颊前下齿当。

环出人中交左右，上侠鼻孔注迎香。

手阳明大肠经穴歌诀（《刺灸心法要诀》）

手阳明穴起商阳，二间三间合谷藏。

阳溪偏历温溜长，下廉上廉手三里。
曲池肘髎迎五里，臂臑肩髃巨骨起。
天鼎扶突接禾髎，终以迎香二十止。

手阳明大肠经穴分寸歌（《金针秘传》）
商阳食指内侧边，二间来寻本节前。
三间节后陷中取，合谷虎口岐骨间。
阳溪上侧腕中是，偏历腕后三寸安。
温溜腕后去五寸，池前五寸下廉看。
池前三寸上廉中，池前二寸三里逢。
曲池屈骨纹头尽，肘髎大骨外廉近。
大筋中央寻五里，肘上三寸行向里。
臂臑肘上七寸量，肩髃肩端举臂取。
巨骨肩尖端上行，天鼎喉旁四寸真。
扶突天突旁五寸，禾髎水沟旁五分。
迎香禾髎上一寸，大肠经穴是分明。

二间

【简易取穴】微微握拳，示指第二掌指关节前，桡侧凹陷处即是此穴。

【主治】喉痹，肩背痛，鼻出血，多惊，积食不通，齿痛，发热，目黄。

三间

【简易取穴】微微握拳，示指桡侧，第二掌指关节后凹陷的赤白肉际处即是此穴。

【主治】咽喉肿痛，牙痛，喉痹，胸腹胀满，肠鸣腹泻。

合谷

【简易取穴】拇指与示指并拢后，手背侧可观察到隆起的肌肉，肌肉顶端即为此穴。

【主治】发热恶寒，头痛项强，牙痛，无汗，耳聋，喉痹，腹痛，便秘，偏风，瘫痪。

曲池

【简易取穴】屈肘 45°，肘横纹桡侧端即是此穴。

【主治】手臂红肿，臂肩疼痛，齿痛，半身不遂，喉痹，胸中烦满，风痹，妇人经痛。

肩髃

【简易取穴】上臂外展至水平位时，在肩部的锁骨肩峰端，肩关节上有 2 个凹陷，前面的凹陷即是此穴。

【主治】肩臂挛痛不遂，瘰疬，荨麻疹。

迎香

【简易取穴】在鼻翼外缘中点旁，鼻唇沟中。

【主治】口㖞，鼻塞，面痒水肿，胆道蛔虫，唇肿痛，眼暴赤肿。

三、足阳明胃经常用穴位（图 2–3）

足阳明胃经循行歌诀（《仁斋直指方论》）

胃足阳明交鼻起，下循鼻外下入齿。
还出侠口绕承浆，颐后大迎颊车里。
耳前发际到额颅，支下人迎缺盆底。
下膈入胃络脾宫，直者缺盆下乳内。
一支幽门循腹中，下行直合气冲逢，
遂由髀关抵膝膑，胻跗中趾内间同。
一支下膝注三里，前出中趾外间通。
一支别走足跗趾，大趾之端经尽矣。

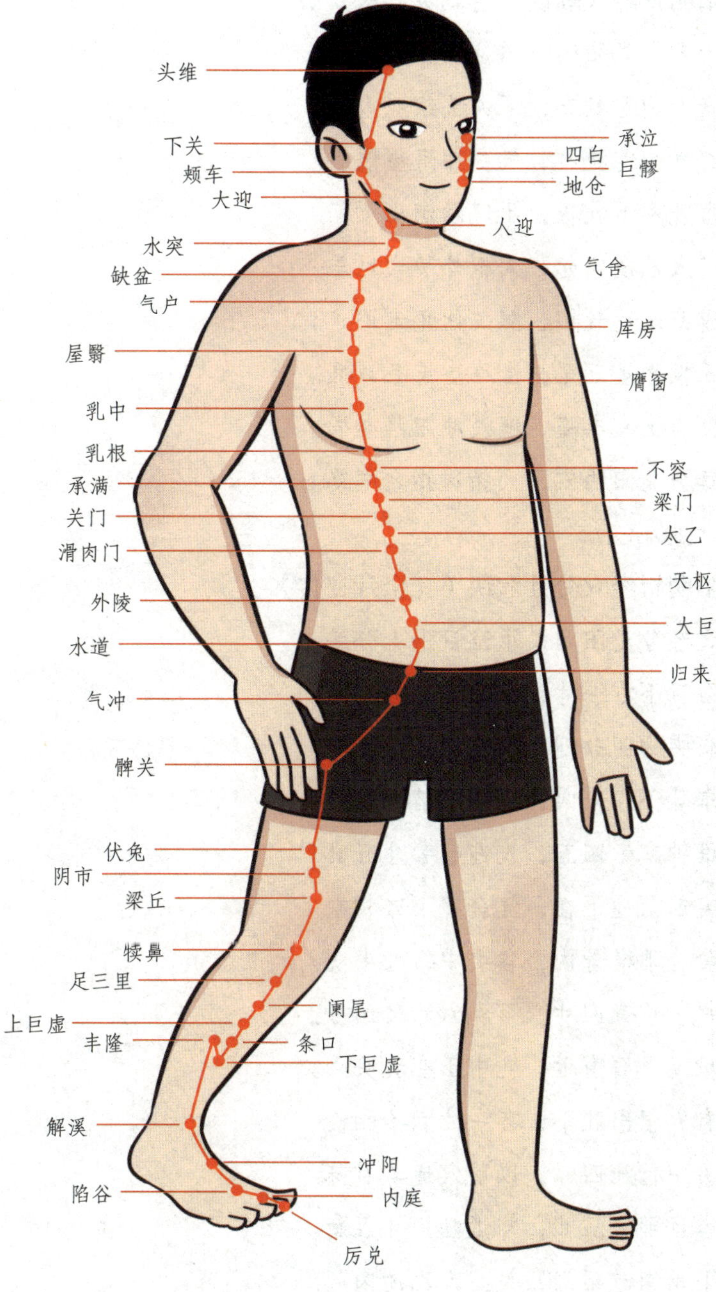

图 2-3　足阳明胃经常用穴位

足阳明胃经穴歌诀（《刺灸心法要诀》）

四十五穴足阳明，承泣四白巨髎经。

地仓大迎登颊车，下关头维对人迎。

水突气舍连缺盆，气户库房屋翳寻。

膺窗乳中下乳根，不容承满出梁门。

关门太乙滑肉起，天枢外陵大巨里。

水道归来达气街，髀关伏兔走阴市。

梁丘犊鼻足三里，上巨虚连条口底。

下巨虚上有丰隆，解溪冲阳陷谷同。

内庭厉兑阳明穴，大指次指之端终。

注：气街即气冲。

足阳明胃经穴分寸歌诀（《金针秘传》）

胃之经兮足阳明，承泣目下七分寻。

四白目下方一寸，巨髎鼻孔旁八分。

地仓夹吻四分迎，大迎颔下寸三分。

颊车耳下八分穴，下关耳前动脉行。

头维神庭旁四五，人迎喉旁寸五真。

水突筋前迎下在，气舍突下穴相乘。

缺盆舍下横骨内，各去中行寸半明。

气户璇玑旁四寸，至乳六寸又四分。

库房屋翳膺窗近，乳中正在乳头心。

次有乳根出乳下，各一寸六不相侵。

却去中行须四寸，以前穴道与君陈。

不容巨阙旁三寸，却近幽门寸五新。

其下承满与梁门，关门太乙滑肉门。

上下一寸无多少，共去中行二寸寻。

天枢脐旁二寸间，枢下一寸外陵安。

枢下二寸大巨穴，枢下四寸水道全。
枢下六寸归来好，共去中行二寸边。
气冲鼠鼷上一寸，又去中行四寸专。
髀关膝上有尺二，伏兔膝上六寸是。
阴市膝上方三寸，梁邱膝上二寸记。
膝膑陷中犊鼻存，膝下三寸三里至。
膝下六寸上廉穴，膝下七寸条口位。
膝下八寸下廉看，膝下九寸丰隆系。
却是踝上八寸量，比那下廉外边缀。
解溪去庭六寸半，冲阳庭后五寸换。
陷谷庭后二寸间，内庭次指外间现。
厉兑大指次指端，去爪如韭胃井判。

注：鼠鼷即鼠蹊。梁邱即梁丘。

头维

【简易取穴】额角向上约半横指处即是此穴。

【主治】头痛，目痛，流泪，视物不明。

下关

【简易取穴】闭口，耳前高骨下的凹陷即是此穴。

【主治】口眼㖞斜，耳聋耳鸣，牙关脱臼，牙龈肿。

颊车

【简易取穴】咬紧牙关时，咬肌隆起的高点即是此穴。

【主治】中风牙关不开，口眼㖞斜，失音，牙关疼痛，颌颊肿，颈强。

四白

【简易取穴】目视前方，瞳孔正下方的凹陷处即是此穴。

【主治】目赤痛痒，僻泪不明，目痒，目翳，口眼㖞斜，头痛，眩晕。

地仓

【简易取穴】平视前方，瞳孔正中垂线与口角水平线相交点即是此穴。

【主治】口眼㖞斜，目不得闭，脚肿，失音不语，牙痛。

足三里

【穴歌】三里膝眼下，三寸两筋间，能除胸胁痛，腹胀胃中寒，肠鸣并泄泻，眼肿膝胫酸，伤寒羸瘦损，气蛊证诸般，气过三旬后，针灸眼光全。

【简易取穴】正坐在椅子上，膝关节弯曲，小腿与地面垂直，用虎口围住膝关节上缘，大拇指朝外，其他四指朝下，中指指尖处即是此穴。

【主治】胃痛，心腹胀满，肠鸣，腹痛，大便不通，膝酸痛，目不明，产妇血晕，失眠。

天枢

【简易取穴】横平脐中，旁开 2 寸。

【主治】腹胀肠鸣，便秘，泄泻，痢疾，月经不调，水肿。

解溪

【简易取穴】平卧，足背伸，踝关节前横纹中两条肌腱中间的凹陷处，与第二足趾正对处即是此穴。

【主治】头痛，眩晕，癫狂，腹胀，便秘，下肢痿痹，霍乱，头风面赤。

内庭

【简易取穴】足背，第二、三趾缝纹端正中后上约半横指，第二、三跖趾关节前凹陷中即是此穴。

【主治】齿痛，咽喉肿痛，鼻衄，胃痛吐酸，腹胀，泄泻，痢疾，便秘，足背肿痛。

四、足太阴脾经常用穴位（图 2–4）

足太阴脾经循行歌诀（《仁斋直指方论》）

太阴脾起足大趾，上循内侧白肉际。

核骨之后内踝前，上腨循胻经膝里。

股内前廉入腹中，属脾络胃与膈通。

挟喉连舌散舌下。支络从胃注心宫。

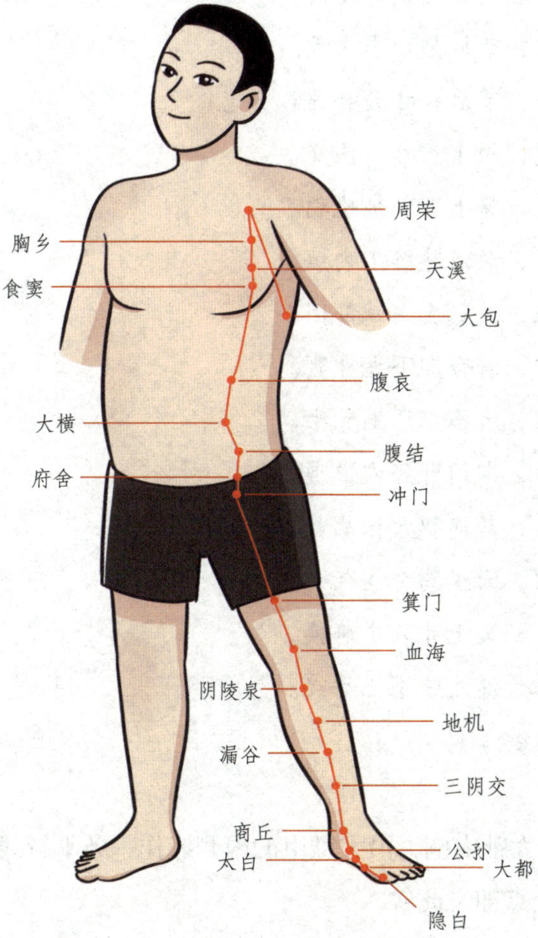

图 2-4 足太阴脾经常用穴位

足太阴脾经穴歌诀（《刺灸心法要诀》）

足太阴脾由足跗，隐白先从内侧起。

大都太白继公孙，商丘直上三阴坞。

漏谷地机阴陵泉，血海箕门冲门前。

府舍腹结大横上，腹哀食窦天溪连。

胸乡周荣大包尽，二十一穴太阴全。

注：三阴坞即三阴交。

足太阴脾经分寸歌诀（《金针秘传》）

大指内侧起隐白，节后陷中求大都。
太白内侧核骨下，节后一寸公孙呼。
商邱内踝陷中遭，踝上三寸三阴交。
踝上六寸漏谷是，踝上五寸地机朝。
膝下内侧阴陵泉，血海膝膑上内廉。
箕门穴在鱼腹取，动脉应手越筋间。
冲门期下尺五分，府舍期下九寸判。
腹结期下六寸八，大横期下五寸半。
腹哀期下方二寸，期门肝经穴道现。
巨阙之旁四寸五，却连脾穴休胡乱。
自此以上食窦穴，天溪胸乡周荣贯。
相去寸六无多寡，又上寸六中府换。
大包腋下有六寸，渊液腋下三寸绊。

注：商邱即梁丘。渊液即渊腋。

隐白

【简易取穴】足大趾内侧，沿大趾甲的内侧缘作一条平行线，在趾甲下缘作一条垂线，两线交点即是此穴。

【主治】腹胀，足趾麻木，黄疸，便血，尿血，月经过多，崩漏，小儿慢惊风。

地机

【简易取穴】胫骨后缘，阴陵泉穴下四横指处即是。

【主治】腹痛，泄泻，月经不调，痛经，遗精，小便不利，水肿。

阴陵泉

【简易取穴】取坐位，用左手四指握住右侧小腿后侧，拇指沿小腿内侧的骨内缘由下往上推，至拇指抵膝关节时，胫骨向内上弯曲，有一凹陷，即是此穴。

【主治】腹胀，泄泻，水肿，黄疸，小便不利或失禁，膝痛。

三阴交

【简易取穴】内踝尖上四指即是此穴。

【主治】脾胃虚弱，肠鸣腹胀，泄泻，月经不调，阴茎痛，疝气，遗溺，梦遗失精，小腹痛，脚气。

血海

【简易取穴】取坐位，屈膝，以左手掌心按于右膝，五指向上伸直，拇指约成 45°角斜置，拇指指尖下即是此穴。

【主治】月经不调，崩漏，经闭，湿疹，丹毒。

五、手少阴心经常用穴位（图 2–5）

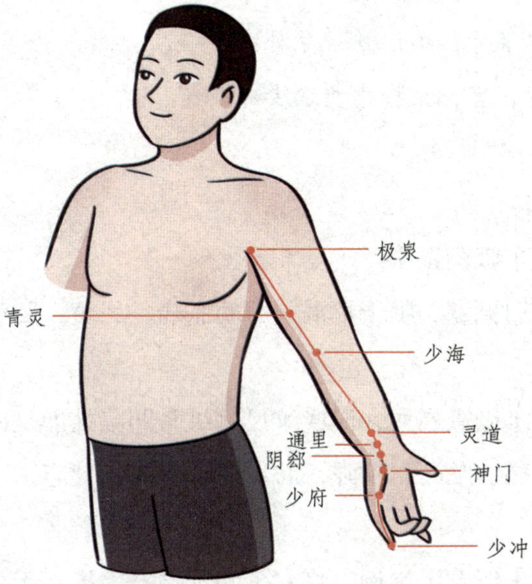

图 2–5　手少阴心经常用穴位

手少阴心经循行歌诀（《仁斋直指方论》）

手少阴脉起心中，下膈直与小肠通。

支者还从肺系走，直上喉咙系目瞳。

直者上肺出腋下，臑后肘内少海从。
臂内后廉抵掌中，兑骨之端注少冲。

手少阴心经穴歌诀（《刺灸心法要诀》）

手少阴心起极泉，青灵少海灵道全。
通里阴郄神门下，少府少冲小指边。

手少阴心经穴分寸歌诀（《金针秘传》）

少阴心起极泉中，腋下筋间脉入胸。
青灵肘上三寸取，少海肘后五分容。
灵道掌后一寸半，通里腕后一寸同。
阴郄腕后方半寸，神门掌后兑骨隆。
少府节后劳宫直，小指内侧取少冲。

极泉

【简易取穴】腋窝正中。

【主治】臂肘厥寒，咽干烦渴，胁肋胀痛，目黄，胁满痛，瘰疬。

少海

【简易取穴】微微屈肘，肘横纹尺侧纹头凹陷处即是此穴。

【主治】齿痛，呕吐，项强，胁下痛，头痛，健忘。

神门

【简易取穴】以左手为例，将右手的示指、中指、无名指并拢，沿左手小指根部向上推，在掌横纹内侧三指（即示指指尖处）可找到神门穴。

【主治】心烦，心痛，惊悸，胁痛，健忘，呕血，衄血。

少冲

【简易取穴】小指末节的桡侧端，距指甲角 0.1 寸。

【主治】心悸，心痛，胸胁痛，小儿惊厥，发热，昏迷。

六、手太阳小肠经常用穴位（图 2-6）

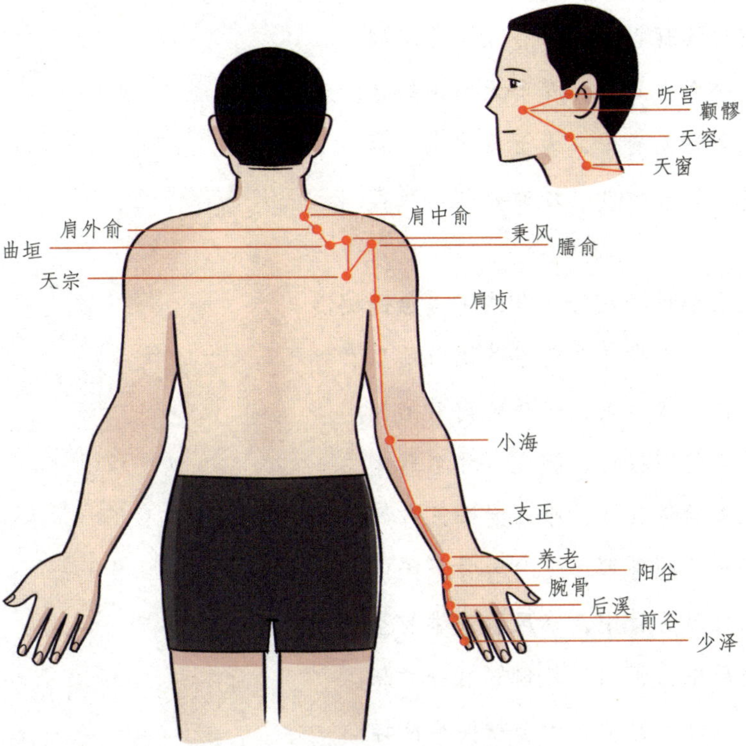

图 2-6 手太阳小肠经常用穴位

手太阳小肠经循行歌诀（《仁斋直指方论》）

手太阳经小肠脉，小指之端起少泽。
循手外廉出踝中，循臂骨出肘内侧。
上循臑外出后廉，直过肩解绕肩胛。
交肩下入缺盆内，向腋络心循咽嗌。
下膈抵胃属小肠。一支缺盆贯颈颊。
至目锐眦却入耳，复从耳前仍上颊。
抵鼻升至目内眦，斜络于颧别络接。

手太阳小肠经穴歌诀（《刺灸心法要诀》）

手太阳经小肠穴，少泽先于小指设。
前谷后溪腕骨间，阳谷须同养老列。
支正小海上肩贞，臑俞天宗秉风合。
曲垣肩外复肩中，天窗循次上天容。
此经穴数一十九，还有颧髎入听宫。

手太阳小肠经穴分寸歌诀（《金针秘传》）

小指端外为少泽，前谷外侧节前觅。
节后捏拳取后溪，腕骨腕前骨陷侧。
兑骨下陷阳谷讨，腕上一寸名养老。
支正腕后量五寸，小海肘端五分好。
肩贞胛下两骨解，臑俞大骨下陷保。
天宗秉风后骨中，秉风髎外举有空。
曲垣肩中曲胛陷，外俞胛后一寸从。
肩中二寸大杼旁，天窗扶突后陷详。
天容耳下曲颊后，颧髎面頄锐端量。
听宫耳端大如菽，此为小肠手太阳。

少泽

【简易取穴】在手背上，小指末节尺侧，指甲角后约 0.1 寸处即是此穴。

【主治】喉痹舌强，口干心烦，臂痛，落枕，头痛。

后溪

【简易取穴】微微握拳，在手掌尺侧，第五指掌关节后的远侧掌横纹头赤白肉际处。

【主治】头痛，项强，胁痛，耳聋，胸部胀满，目眩。

肩贞

【简易取穴】腋后皱襞上1寸即是此穴。

【主治】耳鸣耳聋，肩臂疼痛，风痹，手足麻木。

天宗

【简易取穴】肩胛冈（肩胛骨上特别明显的横向骨性突起）中点下方凹陷。

【主治】肩臂酸疼，肘外后廉痛，颊颔肿，肩痛不能举。

七、足太阳膀胱经常用穴位（图2-7）

足太阳膀胱经循行歌（《仁斋直指方论》）

足经太阳膀胱脉，目内眦上颧额尖。
支者颠上至耳角，直者从颠脑后悬。
络脑还出别下项，仍循肩膊侠脊边。
抵腰膂肾膀胱内，一支下与后阴连。
贯臀斜入委中穴，一支膊内左右别。
贯胛侠脊过髀枢，髀外后廉腘中合。
下贯腨内外踝后，京骨骨下趾外侧。

足太阳膀胱经穴歌诀（《刺灸心法要诀》）

足太阳经六十三，睛明攒竹曲差参。
五处承光接通天，络却玉枕天柱边。
大杼风门引肺俞，厥阴心膈肝胆居。
脾胃三焦肾俞次，大肠小肠膀胱如。
中膂白环皆二行，去脊中间二寸许。
上髎次髎中后下，会阳须下尻旁取。
还有附分在三行，二椎三寸半相当。
魄户膏肓与神堂，譩譆膈关魂门旁。
阳纲意舍及胃仓，肓门志室连胞肓。

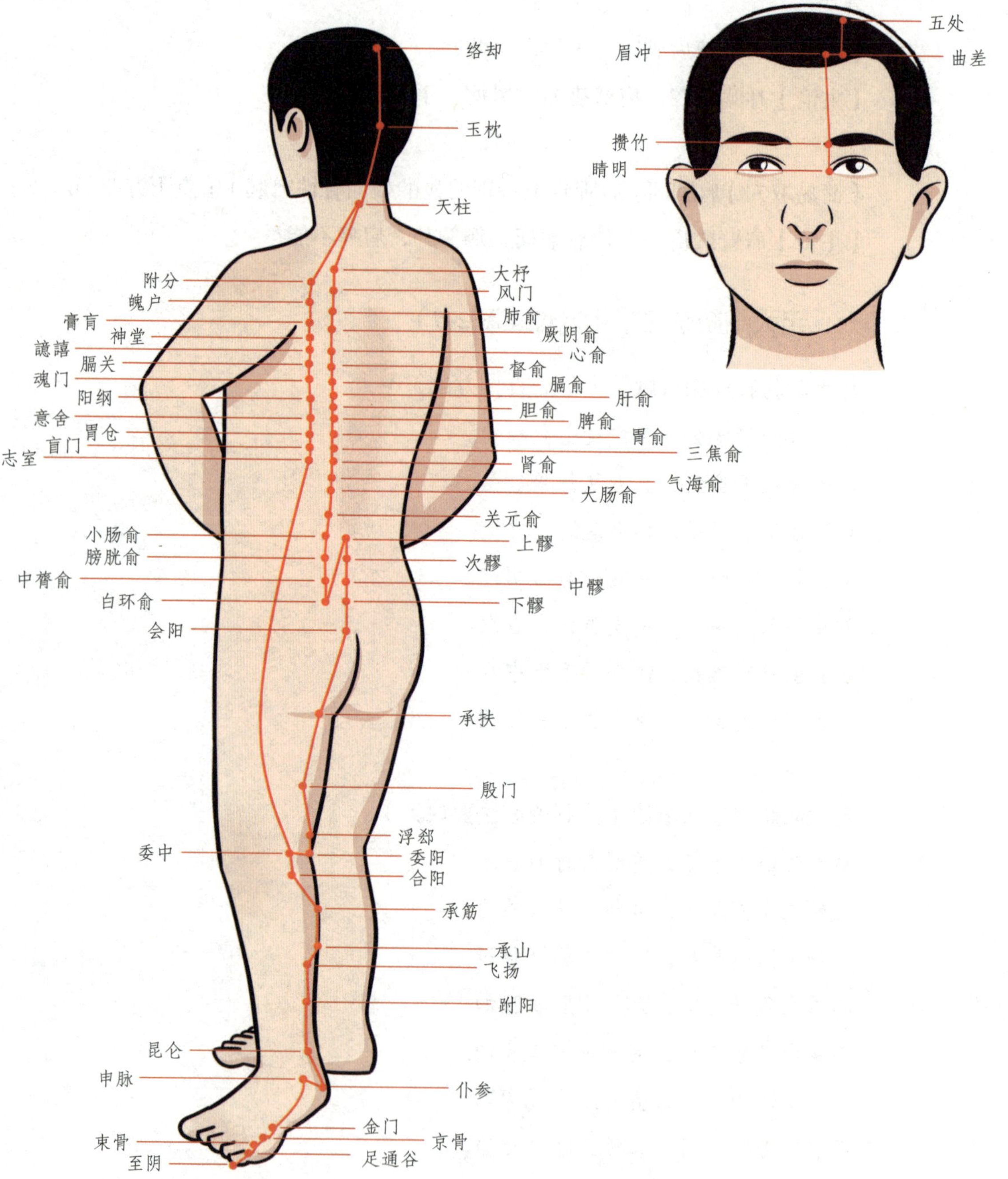

图 2-7　足太阳膀胱经常用穴位

秩边承扶殷门穴，浮郄相邻是委阳。
委中再下合阳去，承筋承山相次长。
飞扬附阳达昆仑，仆参申脉过金门。
京骨束骨近通谷，小趾外侧寻至阴。

足太阳膀胱经穴分寸歌诀（《金针秘传》）

足太阳兮膀胱经，目内眦角始睛明。
眉头陷中攒竹取，曲差发际上五分。
五处发止一寸是，承光发上二寸半。
通天络郄玉枕穴，相去寸五调匀看。
玉枕夹脑一寸三，入发二寸枕骨现。
天柱项后发际中，大筋外廉陷中献。
自此夹脊开寸五，第一大杼二风门。
三椎肺俞厥阴四，心俞五椎之下论。
膈七肝九十胆俞，十一脾俞十二胃。
十三三焦十四肾，大肠十六之下推。
小肠十八膀十九，中膂内俞二十椎。
白环廿一椎下当，以上诸穴可排之。
更有上次中下髎，一二三四腰空好。
会阳阴尾尻骨旁，背部二行诸穴了。
又从脊上开三寸，第二椎下为附分。
三椎魄户四膏肓，第五椎下神堂尊。
第六譩譆膈关七，第九魂门阳纲十。
十一意舍之穴存，十二胃仓穴已分。
十三肓门端正在，十四志室不须论。
十九胞肓廿秩边，背部三行诸穴匀。
又从臀下阴文取，承扶居于陷中主。

浮郄扶下方六分，委阳扶下寸六数。

殷门扶下六寸长，腘中外廉两筋乡。

委中膝骨约纹里，此下三寸寻合阳。

承筋脚跟上七寸，穴在腨肠之中央。

承山腨下分肉间，外踝七寸上飞扬。

辅阳外踝上三寸，昆仑后跟陷中央。

仆参亦在踝骨下，申脉踝下五分张。

金门申脉下一寸，京骨外侧骨际量。

束骨本节后陷中，通谷节前陷中强。

至阴却在小指侧，太阳之穴始周详。

注：络郄即络却。噫嘻即譩譆。辅阳即跗阳。

睛明

【简易取穴】内眼角稍内上方的凹陷处。

【主治】近视，头痛，目眩赤痛，眦痒。

攒竹

【简易取穴】眉头凹陷处即是此穴。

【主治】视物不明，流泪，眼中赤痛，颊痛，面痛。

大杼

【简易取穴】低头，可见颈背部交界处椎骨有一明显凸起，凸起的下缘凹陷处是大椎穴，由大椎穴再向下推一个椎骨的位置，旁开两横指处即是此穴。

【主治】咳嗽，发热，项强，肩背痛，腰脊痛，头昏眩，腹痛。

风门

【简易取穴】从大椎穴向下推 2 个椎骨，该椎骨下缘旁开两横指处即是此穴。

【主治】发背痈疽，身热，上气喘逆，咳逆胸背痛，风劳呕吐，伤寒头项强，胸中热，卧不安。

肺俞

【简易取穴】从大椎穴向下推 3 个椎骨，该椎骨下缘旁开两横指处即是此穴。

【主治】瘿气，黄疸，劳伤，口舌干，劳热上气，腰脊强痛，寒热喘满，虚烦，肺痿咳嗽，肉痛皮痒，呕吐，支满不嗜食，中风，百毒病，小儿龟背。

膈俞

【简易取穴】正坐或俯卧，两肩胛骨下角连线中点为第七胸椎，第七胸椎棘突下双侧各旁开两横指处即是此穴。

【主治】心痛，四肢怠惰，嗜卧，咳逆，呕吐，膈胃寒痰，食饮不下，热病汗不出，身痛肿胀，胁腹满，潮热，自汗盗汗。

肝俞

【简易取穴】两肩胛骨下缘连线中点为第七胸椎，再向下数至第九胸椎，第九胸椎双侧各旁开两横指，即为肝俞穴所在。

【主治】多怒，黄疸，目眩，气短咯血，目上视，咳逆，癫狂，项背痛。

胃俞

【简易取穴】脐中对应第二腰椎，由第二腰椎向上数两个椎体即为第十二胸椎，第十二胸椎棘突下双侧各旁开两横指处即是此穴。

【主治】胃脘痛，腹胀而鸣，反胃呕吐，腹痛，胸胁支满，脊痛筋挛。

委中

【简易取穴】小腿向后弯曲，腘窝中央，腘横纹中点即为此穴。

【主治】膝痛，大趾痛，腰痛。

承山

【简易取穴】踮起足尖后，小腿后侧肌肉凸起下出现的凹陷即是此穴。

【主治】便秘，转筋，痔疮，足跟痛。

昆仑

【简易取穴】外踝高点与跟腱之间凹陷处即是此穴。

【主治】鼻衄，癫痫，难产，腰骶疼痛，伛偻，小儿发痫。

至阴

【简易取穴】小趾末节外侧，距趾甲根角 0.1 寸处。

【主治】鼻塞，头重，胸胁痛，转筋，心烦，足下热，小便不利，目痛。

八、足少阴肾经常用穴位（图 2-8）

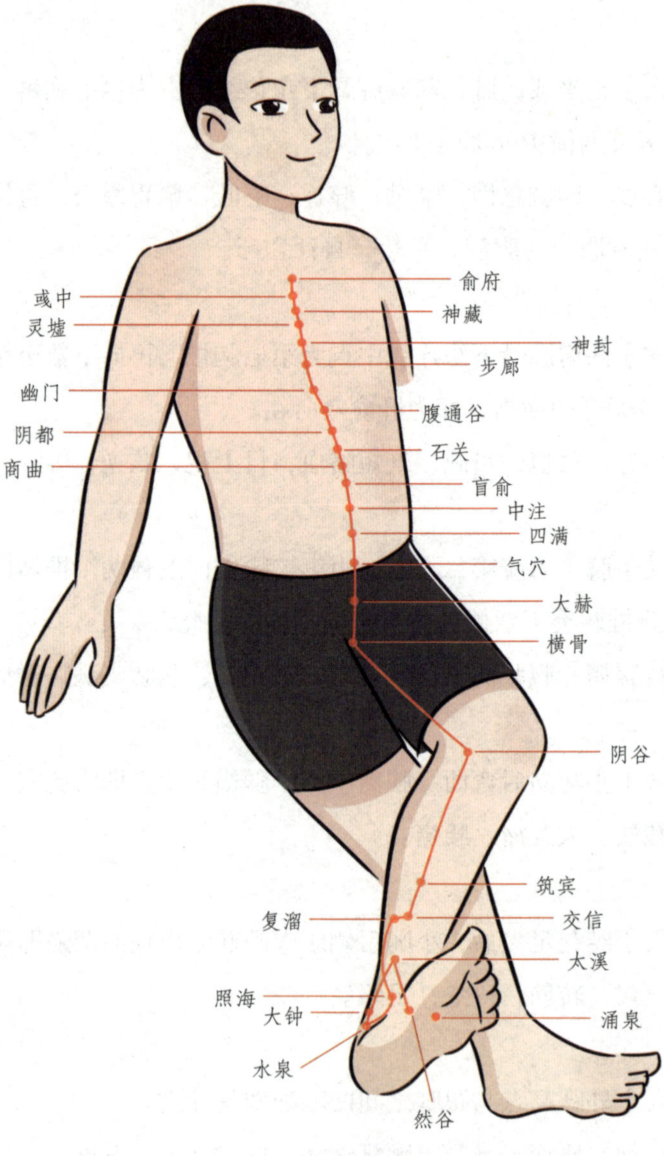

图 2-8　足少阴肾经常用穴位

足少阴肾经循行歌诀（《仁斋直指方论》）

足经肾脉属少阴，小指斜趋涌泉心。

然骨之下内踝后，别入跟中腨内侵。
出腨内廉上股内，贯脊属肾膀胱临。
直者属肾贯肝膈，入肺循喉舌本寻。
支者从肺络心内，仍至胸中部分深。

注：然骨即然谷。

足少阴肾经穴歌诀（《刺灸心法要诀》）

足少阴肾二十七，涌泉然谷照海出。
太溪水泉连大钟，复溜交信筑宾立。
阴谷横骨趋大赫，气穴四满中注得。
肓俞商曲石关蹲，阴都通谷幽门值。
步廊神封出灵墟，神藏或中俞府毕。

足少阴肾经穴分寸歌诀（《金针秘传》）

足掌心中是涌泉，然骨内踝一寸前。
太溪踝后跟骨上，大钟跟后踵中边。
水泉溪下一寸觅，照海踝下四寸真。
复溜踝上前二寸，交信踝上二寸联。
二穴止隔筋前后，太阴之后少阴前。
筑宾内踝上腨分，阴谷膝下曲膝间。
横骨大赫并气穴，四满中注亦相连。
各开中行止寸半，上下相去一寸便。
上膈肓俞亦一寸，肓俞脐旁半寸边。
肓俞商曲石关来，阴都通谷幽门辟。
各开中行五分侠，六穴上下一寸裁。
步廊神封灵墟存，神藏或中俞府尊。
各开中行计二寸，上下寸六六穴同。
俞府璇玑旁二寸，取之得法有成功。

注：然骨即然谷。或中即彧中。

涌泉

【简易取穴】仰卧位，足趾屈曲，屈足掌，足底掌心前面（约足底中线前1/3处）正中凹陷处即是此穴。

【主治】头痛，头晕，咽喉肿痛，失音，便秘，小便不利，失眠，惊风，癫狂，昏厥。

然谷

【简易取穴】在内踝前下方，足舟骨粗隆下方凹陷中。

【主治】男子精泄，女子月经不调，咯血，下肢痿痹，消渴，自汗，盗汗。

太溪

【简易取穴】足内踝尖与跟腱边缘连线的中点即是此穴。

【主治】女子月经不调，男子遗精，阳痿，小便频数，便秘，消渴，腹胁痛。

照海

【简易取穴】内踝下缘凹陷处即是此穴。

【主治】女子月经不调，带下，小腹痛，便秘，咽喉肿痛，癫痫，失眠。

复溜

【简易取穴】内踝与跟腱之间的凹陷处为太溪穴，太溪穴向上3横指为复溜穴。

【主治】腰脊内引痛，善怒多言，舌干，胃热，足痿不收履，腹中雷鸣，腹胀如鼓，四肢肿。

九、手厥阴心包经常用穴位（图2–9）

手厥阴心包经循行歌诀（《仁斋直指方论》）

手厥阴心主起胸，属包下膈三焦宫。
支者循胸出胁下，胁下连腋三寸同。
仍上抵腋循臑内，太阴少阴两经中。
指透中冲支者别，小指次指络相通。

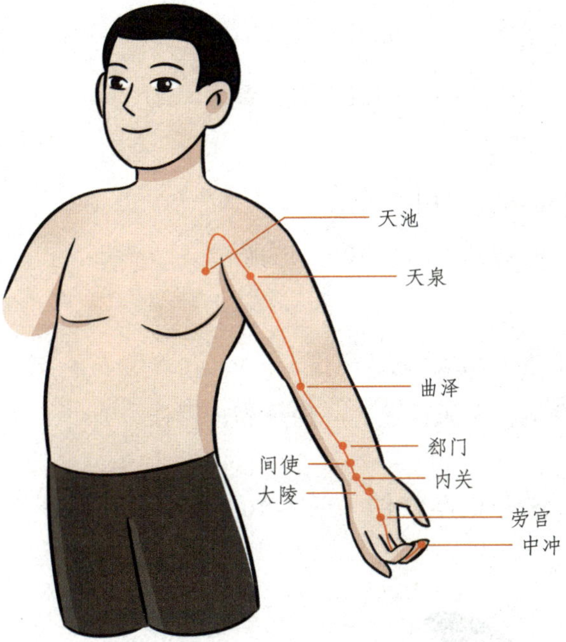

图 2-9 手厥阴心包经常用穴位

手厥阴心包经穴歌诀（《刺灸心法要诀》）

心包九穴天池近，天泉曲泽郄门认。

间使内关逾大陵，劳宫中冲中指尽。

手厥阴心包经穴分寸歌诀（《金针秘传》）

心包起自天池间，乳后一寸腋下三。

天泉曲腋下二寸，曲泽屈肘陷中央。

郄门去腕方五寸，间使腕后三寸量。

内关去腕止二寸，大陵掌后两筋间。

劳宫屈中名指取，中指之末中冲良。

天池

【简易取穴】乳头外一拇指处。

【主治】胸膈烦满，头痛，四肢不举，臂痛。

大陵

【简易取穴】腕掌横纹的中点处。

【主治】心烦，心痛，胃痛，呕吐，胸胁痛。

中冲

【简易取穴】中指末端最高点。

【主治】热病烦闷，中风昏迷，心痛烦满，舌强。

十、手少阳三焦经常用穴位（图 2–10）

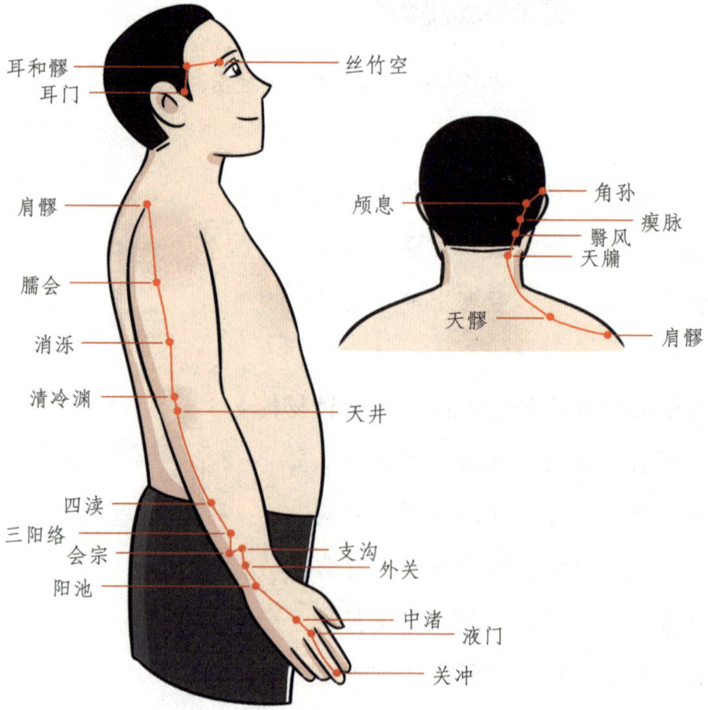

图 2–10　手少阳三焦经常用穴位

手少阳三焦经循行歌诀（《仁斋直指方论》）

手经少阳三焦脉，起自小指次指端。

两指岐骨手腕表，上出臂外两骨间。

肘后臑外循肩上，少阳之后交别传。

下入缺盆膻中分，散络心包膈里穿。

支者膻中缺盆上，上项耳后耳角旋。

屈下至颐仍注颊，一支出耳入耳前。

却从上关交曲颊，至目锐眦乃尽焉。

手少阳三焦经穴歌诀（《针灸大成》）

二十三穴手少阳，关冲液门中渚旁。

阳池外关支沟正，会宗三阳四渎长。

天井清冷渊消泺，臑会肩髎天髎堂。

天牖翳风瘈脉青，颅息角孙丝竹张，和髎耳门听有常。

手少阳三焦经穴分寸歌诀（《金针秘传》）

无名之外端关冲，液门小次指陷中。

中渚液下去一寸，阳池腕上之陷中。

外关腕后方二寸，腕后三寸支沟容。

腕后三寸内会宗，空中有穴用心攻。

腕后四寸三阳络，四渎肘前五寸着。

天井肘外大骨后，骨罅中间一寸摸。

肘后二寸清冷渊，消泺对腋臂外落。

臑会肩前三寸量，肩髎臑上陷中央。

天髎缺盆陷处上，天牖天容之外旁。

翳风耳后尖角陷，瘈脉耳后青脉现。

颅囟亦在青络脉，角孙耳廓中间上。

耳门耳前起肉中，禾髎耳前动脉张。

欲知丝竹空何在，眉后陷中仔细量。

注：颅囟即颅息。禾髎即和髎。

支沟

【简易取穴】腕背横纹中点上四横指，前臂两骨之间即是此穴。

【主治】耳鸣，耳聋，瘰疬，胁肋痛，便秘。

关冲

【简易取穴】无名指末节尺侧，距指甲角 0.1 寸处。

【主治】喉痹，舌卷口干，头痛，霍乱，胸中气噎，不嗜食，臂肘痛，目生翳膜，视物不明。

液门

【简易取穴】第四、五指缝间，指蹼缘后 0.5 寸即是此穴。

【主治】惊悸妄言，头痛，疟疾，手臂痛，目赤涩，耳聋，齿龈痛。

肩髎

【简易取穴】上臂外展至水平位时，在肩部的锁骨肩峰端，肩关节上会出现两个凹陷，后面的凹陷即是此穴。

【主治】肩重不能举，肩痛，臂痛。

中渚

【简易取穴】握拳，在手背第四、五掌骨头之间，掌指关节后方凹陷处即是此穴。

【主治】头痛，目赤，耳聋，耳鸣，咽喉肿痛，热病，手指屈伸不利。

丝竹空

【简易取穴】眉梢凹陷处即是此穴。

【主治】目赤肿痛，头痛，视物不明，风痫，发狂。

外关

【简易取穴】腕背横纹中点上二横指，前臂两骨之间即是此穴。外关穴与内关穴对称。

【主治】目赤肿痛，头痛，耳鸣，耳聋，瘰疬，胁肋痛，热病，上肢痹痛。

十一、足少阳胆经常用穴位（图 2-11）

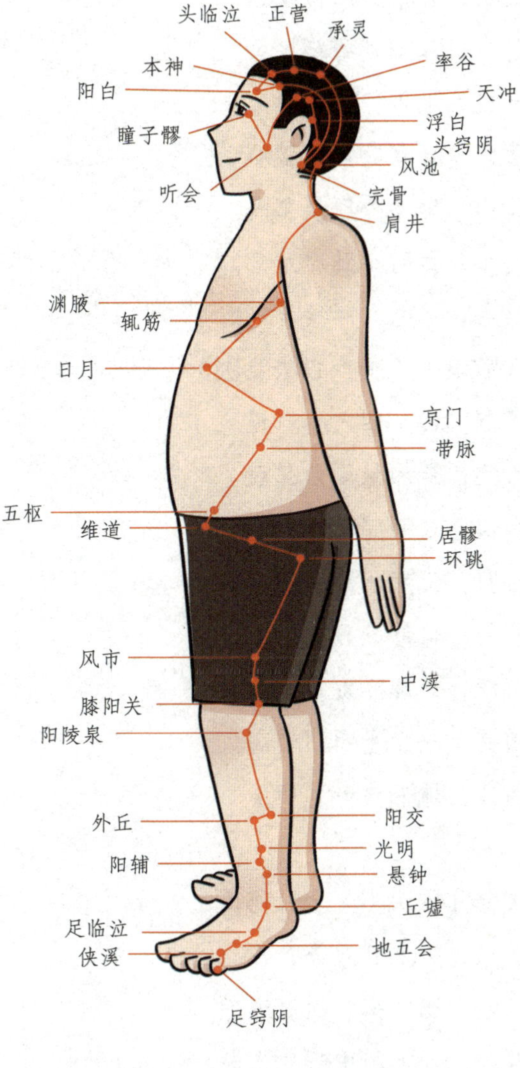

图 2-11 足少阳胆经常用穴位

足少阳胆经循行歌诀（《仁斋直指方论》）

足脉少阳胆之经，始从两目锐眦生。
抵头循角下耳后，脑空风池次第行。
手少阳前至肩上，交少阳右上缺盆。
支者耳后贯耳内，出走耳前锐眦循。
一支锐眦大迎下，合手少阳抵项根。
下加颊车缺盆合，入胸贯膈络肝经。
属胆仍从胁里过，下入气街毛际萦。
横入髀厌环跳内，直者缺盆下腋膺。
过季胁下髀厌内，出膝外廉是阳陵。
外辅绝骨踝前过，足跗小趾次趾分。
一支别从大趾去，三毛之际接肝经。

足少阳胆经穴歌诀（《刺灸心法要诀》）

足少阳经瞳子髎，四十四穴行迢迢。
听会客主颔厌集，悬颅悬厘曲鬓翘。
率谷天冲浮白次，窍阴完骨本神邀。
阳白临泣开目窗，正营承灵脑空是。
风池肩井渊液长，辄筋日月京门乡。
带脉五枢维道续，居髎环跳市中渎。
阳关阳陵复阳交，外丘光明阳辅高。
悬钟丘墟足临泣，地五侠溪窍阴毕。

注：渊液即渊腋。

足少阳胆经穴分寸歌诀（《金针秘传》）

足少阳兮四十三，头上廿穴分三折。
起自瞳子至风池，积数陈之次序说。
瞳子髎近眦五分，耳前陷中听会穴。
客主人名上关同，耳前起骨开口空。

颔厌悬颅之二穴，脑空上廉曲角下。
悬厘之穴异于兹，脑空下廉曲角上。
曲鬓耳上发际隅，率谷耳上寸半安。
天冲耳后入发二，浮白入发一寸间。
窍阴即是枕骨穴，完骨之上有空连。
完骨耳后入发际，量得四分须用记。
本神神庭旁二寸，入发一寸耳上系。
阳白眉上方一寸，发上五分临泣是。
发上一寸当阳穴，发上寸半目窗至。
正营发上二寸半，承灵发上四寸谛。
脑空发上五寸半，风池耳后发陷寄。
渊液腋下方三寸，辄筋期下五分判。
期门却是肝经穴，相去巨阙四寸半。
日月期门下五分，京门监骨下腰绊。
带脉章门下寸八，五枢章下寸八贯。
维道章下五寸三，居髎章下八寸三。
章门缘是肝经穴，下脘之旁九寸含。
环跳髀枢宛宛中，屈上伸下取穴同。
风市垂手中指尽，膝上五寸中渎逢。
阳关阳陵上三寸，阳陵膝下一寸从。
阳交外踝上七寸，外丘踝上六寸容。
踝上五寸光明穴，踝上四寸阳辅通。
踝上三寸悬钟在，丘墟踝前之陷中。
此去侠溪四寸五，却是胆经原穴功。
临泣侠溪后寸半，五会去溪一寸穷。
夹溪穴在岐骨内，窍阴四五二指中。

注：渊液即渊腋。夹溪即侠溪。岐骨即趾骨。

瞳子髎

【简易取穴】眼角外侧凹陷处。

【主治】赤痛泪出，头痛，目赤。

阳陵泉

【简易取穴】小腿外侧，膝关节外下方、腓骨小头前下方凹陷处即是此穴。

【主治】痔疾，脚气，便秘，腰腿拘急疼痛。

风市

【简易取穴】直立，手自然下垂，中指指尖所在处即是此穴。

【主治】中风，半身不遂，脚气，肠鸣，目赤肿痛，头痛，下肢痿痹，麻木。

风池

【简易取穴】患者端坐，另一人从枕骨粗隆两侧向下推按，当至枕骨下凹陷处与乳突之间时，用力按有麻胀感处即是此穴。

【主治】头痛，眩晕，鼻炎，耳鸣，胁痛，咳逆，手足烦热，舌强口干，目痛。

十二、足厥阴肝经常用穴位（图 2-12）

足厥阴肝经循行歌诀——《仁斋直指方论》

厥阴足脉肝所终，大趾之端毛际丛。

足跗上廉太冲分，踝前一寸入中封。

上踝交出太阴后，循腘内廉阴股冲。

环绕阴器抵小腹，挟胃属肝络胆逢。

上贯膈里布胁肋，挟喉颃颡目系同。

脉上巅会督脉出，支者还生目系中。

下络颊里环唇内，支者便从膈肺通。

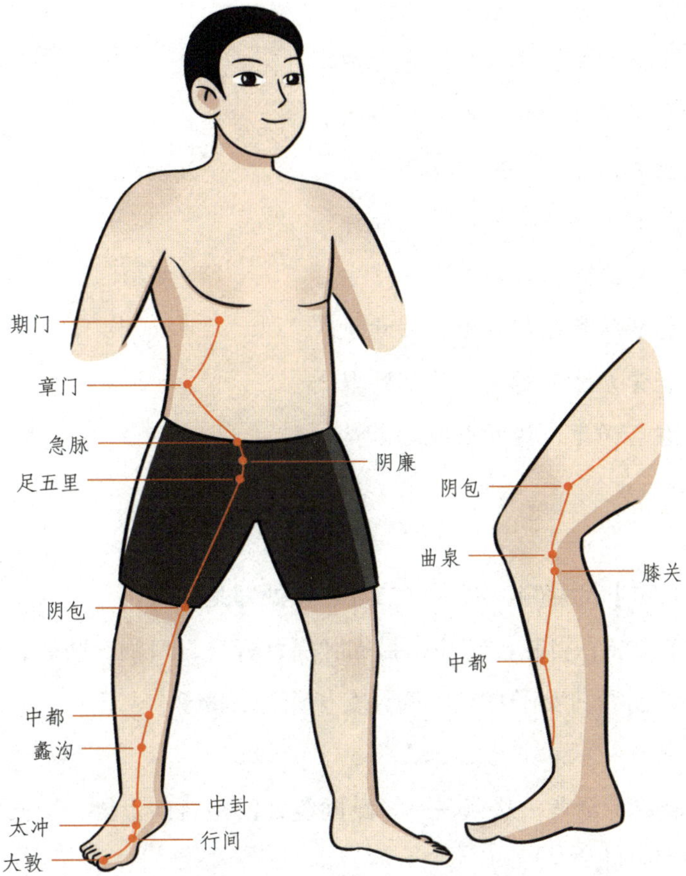

图 2-12 足厥阴肝经常用穴位

足厥阴肝经穴歌诀（《刺灸心法要诀》）

足厥阴经一十四，大敦行间太冲是。

中封蠡沟伴中都，膝关曲泉阴包次。

五里阴廉上急脉，章门才过期门至。

足厥阴肝经穴分寸歌诀（《金针秘传》）

足大指（注：大指即大趾）端名大敦，行间大指缝中存。

太冲本节后二寸，跟前一寸号中封。

蠡沟踝上五寸是，中都踝后七寸中。

膝关犊鼻下二寸，曲泉曲膝尽横纹。

阴包膝上方四寸，气冲三寸下五里。

阴廉冲下有二寸，羊矢冲下一寸许。

气冲却是胃经穴，鼠鼷之上一寸主。

鼠鼷横骨端尽处，相去中行四寸止。

章门下脘旁九寸，肘尖尽处侧卧取。

期门又在巨阙旁，四寸五分无差矣。

注：鼠鼷即鼠蹊。

行间

【简易取穴】足背侧，第一、二趾连接处即是此穴。

【主治】头痛，目眩，转筋，目赤肿痛，青盲，口㖞，胁痛，疝气，小便不利，中风，崩漏，女子月经不调，女子痛经，癫痫。

太冲

【简易取穴】足背，从第一、二趾间缝处沿足背向上推，至其两骨联合前缘凹陷中处即是此穴。

【主治】头痛，眩晕，目赤肿痛，呕逆，小儿惊风，胁痛，遗尿，疝气，女子崩漏，女子月经不调，癫痫，下肢痿痹。

章门

【简易取穴】直立，上臂紧贴胸廓侧面，屈肘，手指按压同侧缺盆处，肘尖所指处即是此穴。

【主治】腹胀，泄泻，胁痛，痞块，肠鸣，吐逆，肩臂不举。

期门

【简易取穴】乳头正下方，向下数两根肋骨，按压有酸痛感处即是此穴。

【主治】胸肋胀痛，腹胀，呕吐，乳痈，面赤火燥，妇人产后余疾。

十三、督脉常用穴位（图 2–13）

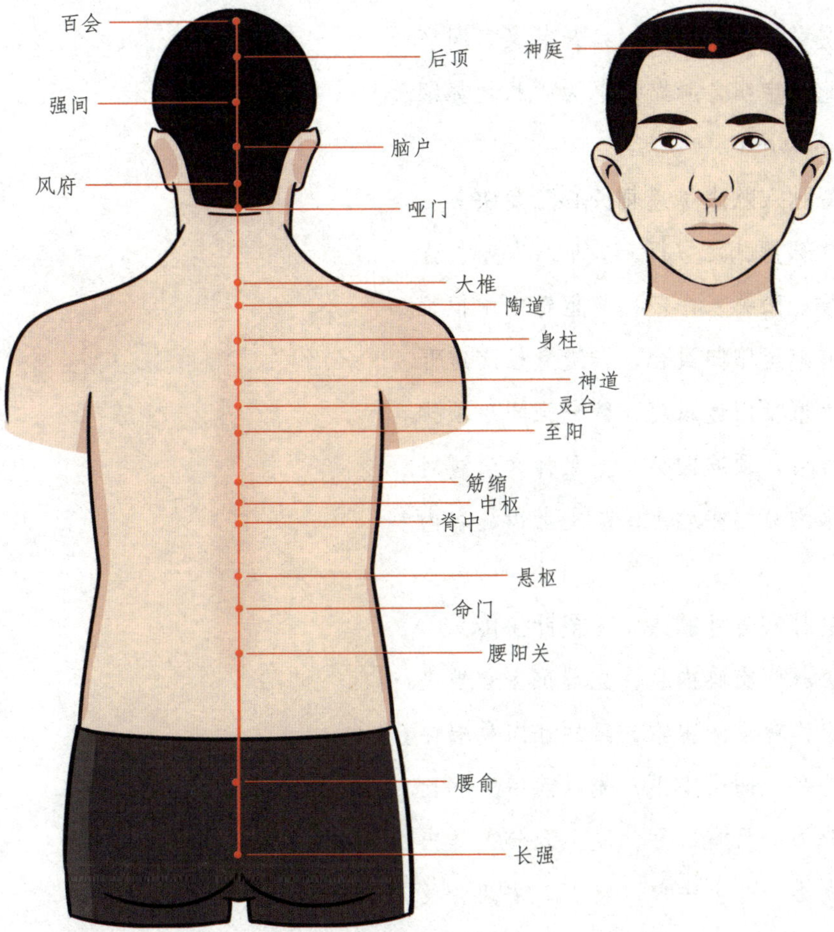

图 2–13　督脉常用穴位

督脉循行歌诀（《仁斋直指方论》）

督脉少腹骨中央，女子入系溺孔疆。

男子之络循阴器，绕篡之后别臀方。

至少阴者循腹里，会任直上关元行。

属肾会冲街腹气，入喉上颐环唇当。

上系两目中央下，始合内眦络太阳。
上额交颠入络脑，还出下项肩髆场。
侠脊抵腰入循膂，络肾茎篡等同乡。
此是申明督脉路，总为阳脉之督纲。

注：路即络。

督脉穴歌诀（《刺灸心法要诀》）

督脉行脉之中行，二十八穴始长强。
腰俞阳关入命门，悬枢脊中中枢长。
筋缩至阳归灵台，神道身柱陶道开。
大椎哑门连风府，脑户强间后顶排。
百会前顶通囟会，上星神庭素髎对。
水沟兑端在唇上，龈交上齿缝之内。

督脉穴分寸歌诀（《金针秘传》）

督脉龈交唇内乡，兑端正在唇端央。
水沟鼻下沟中索，素髎宜向鼻端详。
头形北高面南下，先以前后发际量。
分为一尺有二寸，发上五分神庭当。
发上一寸上星位，发上二寸囟会良。
前顶发上三寸半，百会发上五寸央。
会后寸半即后顶，会后三寸强间明。
会后脑户四寸半。后发入寸风府行。
项后发际入一寸，神庭至此十穴真。
自此项骨下脊骶，分为二十有四椎。
大椎上有项骨在，约有三椎莫算之。
尾有长强亦不算，中间廿一可排椎。
大椎大骨为第一，二椎节后陶道知。

第三椎间身柱在，第五神道不须疑。

第六灵台至阳七，第九身内筋缩思。

十一脊中之穴在，十二悬枢之穴奇。

十四命门肾俞并，十六阳关自可知。

二十一椎即腰俞，脊尾骨端长短随。

长强

【简易取穴】尾骨端与肛门连线的中点处即是此穴。

【主治】痔疮，腰脊痛，狂病，小儿腹泻。

命门

【简易取穴】在背部，与脐相对。

【主治】腰痛，小腹冷痛，腹泻，月经不调，遗精，阳痿。

大椎

【简易取穴】低头，可见颈背部交界处椎骨有一明显凸起，凸起的下缘凹陷处即是此穴。

【主治】发热，中暑，感冒，盗汗，潮热，项强，咳喘。

风府

【简易取穴】低头，后发际中央直上一横指处即是此穴。

【主治】中风，头痛，身重，恶寒，落枕，失音，偏风（半身不遂），咽喉肿痛，目妄视，头中百病。

百会

【简易取穴】两耳尖连线中点处即是此穴。

【主治】头风，中风，头痛，偏风（半身不遂），惊悸健忘，心神恍惚，眩晕，脱肛。

水沟

【简易取穴】人中沟的上 1/3 与中 1/3 交界处。

【主治】癫狂，小儿惊风，昏迷，口眼㖞斜，腰痛。

十四、任脉常用穴位（图 2-14）

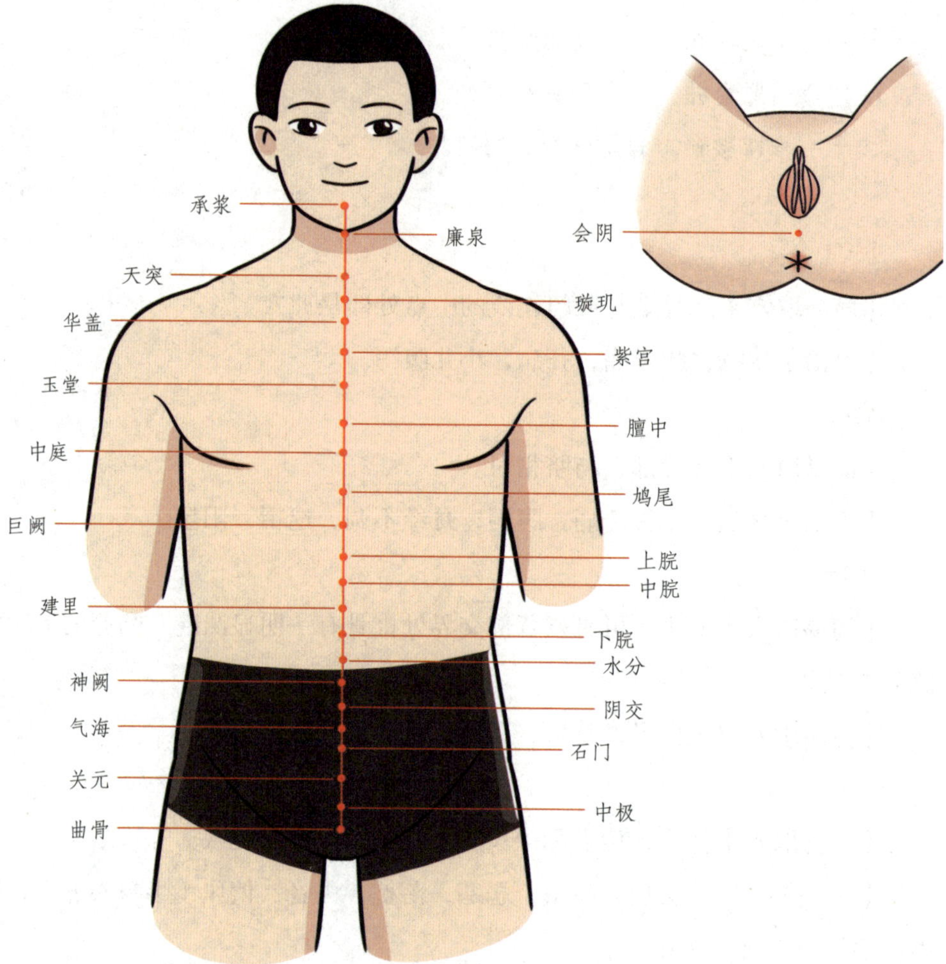

图 2-14　任脉常用穴位

任脉循行歌诀（《仁斋直指方论》）

任脉起于中极下，会阴腹里上关元，

循内上行会冲脉，浮外循腹至喉咽，

别络口唇承浆已，过足阳明上颐间，

循面入目至睛明，交督阴脉海名传。

任脉穴歌诀（《刺灸心法要诀》）

任脉中行二十四，会阴潜伏两阴间。

曲骨之前中极在，关元石门气海边。

阴交神阙水分处，下脘建里中脘前。

上脘巨阙连鸠尾，中庭膻中玉堂联。

紫宫华盖循璇玑，天突廉泉承浆端。

任脉穴分寸歌诀（《金针秘传》）

任脉会阴两阴间，曲骨毛际陷中安。

中极脐下四寸取，关元脐下三寸连。

脐下二寸名石门，脐下寸半气海全。

脐下一寸阴交穴，脐之中央即神阙。

脐上一寸为水分，脐上二寸下脘列。

脐上三寸名建里，脐上四寸中脘许。

脐上五寸上脘在，巨阙脐上六寸五。

鸠尾蔽骨下五分，中庭膻下六寸取。

膻中却在两乳间。膻上寸六玉堂主。

膻上紫宫三寸二，膻上华盖四八举。

膻上璇玑五寸八，玑上一寸天突起。

天突喉下约四寸。廉泉颔下骨尖已。

承浆颐前唇棱下，任脉中央行腹里。

气海

【简易取穴】脐下 1.5 寸。

【主治】伤寒，腹胀肿，脏虚气惫，急性扭伤后腰痛，气痛，腹坚痛，疝痛，腰膝拘挛，脐下热，鼻出血，妇人血崩，小儿遗尿。

神阙

【简易取穴】脐中。

【主治】中风不省人事，腹中虚冷，伤败脏腑，泻痢不止，水肿臌胀，肠鸣，腹痛，小儿脱肛，风痫，角弓反张。

中脘

【简易取穴】脐上 4 寸。

【主治】胃痛，胃胀，饮食不进，反胃，便秘，泄泻。

天突

【简易取穴】锁骨中间凹陷处即是此穴。

【主治】咽喉肿痛，哮喘，咳嗽，瘰疬。

承浆

【简易取穴】下唇正中下方凹陷处。

【主治】中风，半身不遂，口眼㖞斜。

十五、经外奇穴

耳尖

【简易取穴】在耳郭向前对折的上部尖端处（图 2–15）。

【主治】发热，头痛，牙痛，眼痛，高血压病，急性结膜炎，睑腺炎，神经衰弱，失眠。

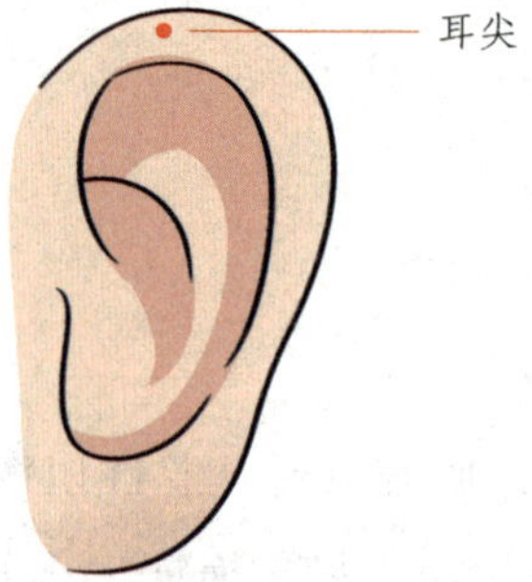

图 2–15　耳尖穴

印堂

【简易取穴】眉头连线的中点（图 2–16）。

【主治】失眠，健忘，头痛，眩晕，鼻衄。

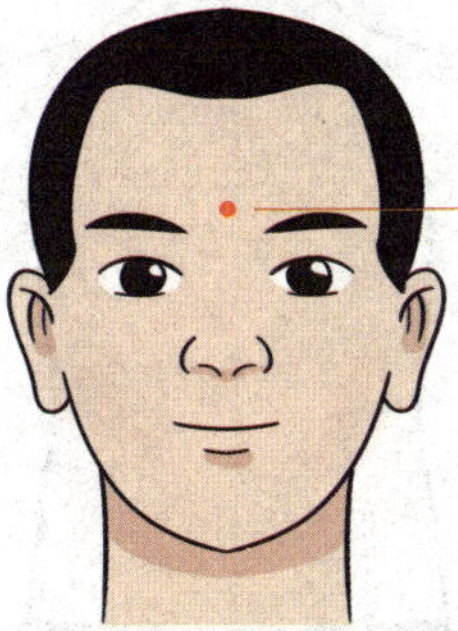

图 2–16　印堂穴

太阳

【简易取穴】在眉与外眼角中点向后约一横指处的凹陷中（图 2–17）。

【主治】头痛，面瘫。

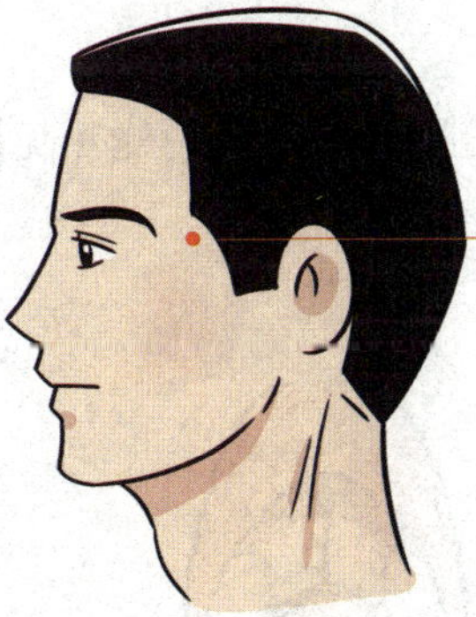

图 2–17　太阳穴

定喘

【简易取穴】低头，可见颈背部交界处椎骨有一明显凸起，凸起的下缘凹陷处为大椎穴，定喘穴在大椎穴旁开 0.5 寸（图 2–18）。

【主治】哮喘，咳嗽，肩背痛，落枕。

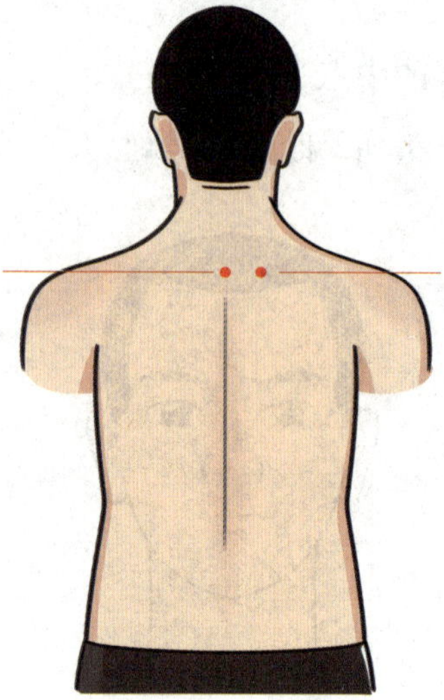

图 2–18　大椎穴、定喘穴

海泉

【简易取穴】舌系带中点（图 2–19）。

【主治】呃逆，消渴，重舌肿胀，热极难言。

金津、玉液

【简易取穴】舌下两旁紫脉，海泉穴两侧（见图 2–19）。

【主治】口疮，舌肿，喉痹，消渴。

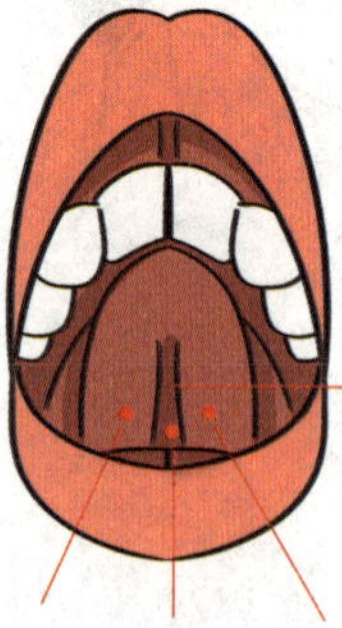

图 2–19　玉液穴、海泉穴、金津穴

十宣

【简易取穴】双手十指尖端（图 2–20）。

【主治】高热，昏迷，咽喉肿痛。

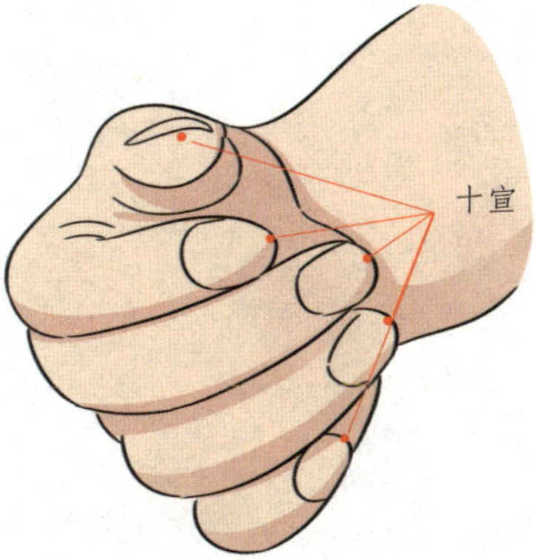

图 2–20 十宣穴

十六、阿是穴

阿是穴（图2–21）是指无固定名称，以压痛点或病变局部或其他反应点等作为针灸施术部位的一类腧穴，又被称为“不定穴”“天应穴”“压痛点”等。

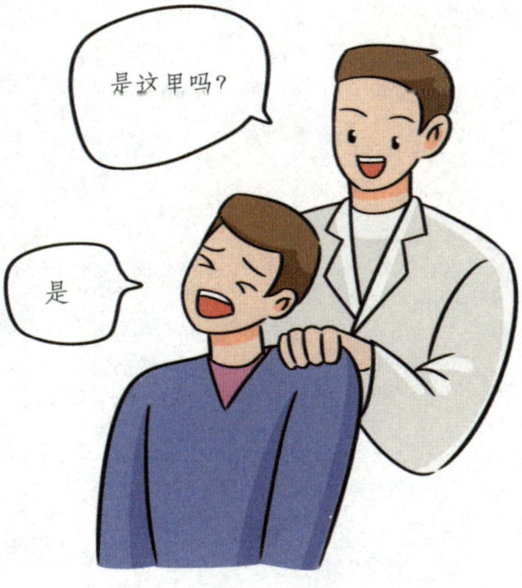

图 2–21 阿是穴

第三章　呼吸科疾病

感冒

感冒又被称为伤风，多由正气不足、身感风寒或风热等邪气引起。邪气侵袭机体。临床以发热、头痛、鼻塞、流涕、咽喉痛、脉浮等为主要表现。一年四季均可发病，但在春、冬季及气候骤变时多发。由于外感病邪不同，感冒可以分为风寒感冒、风热感冒及暑湿感冒。

一、风寒感冒

【临床表现】

以恶寒重，发热轻，头痛，无汗，口不渴，流清涕，痰稀白，舌苔薄白为主要症状。

【选穴】

大椎穴、风池穴、肺俞穴（图3-1）。

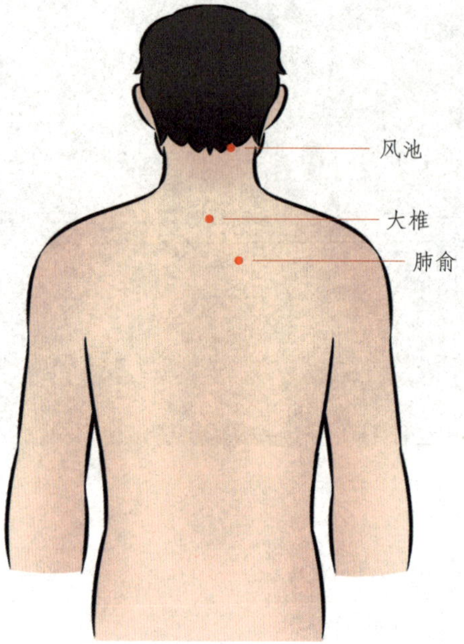

图 3-1　大椎穴、风池穴、肺俞穴

【针法】

针罐法。

【操作方法】

首先对穴位进行常规消毒，然后用三棱针在大椎、风池及肺俞穴点刺放血，并进行拔罐治疗，留罐时间为10分钟，以微微出血为度。每日或隔日1次，中病即止。

二、风热感冒

【临床表现】

以恶寒轻，发热重，头痛，有汗，口渴，流浊涕，痰黄稠，舌苔薄黄为主要症状。

【选穴】

大椎穴、十宣穴（图3-2）。

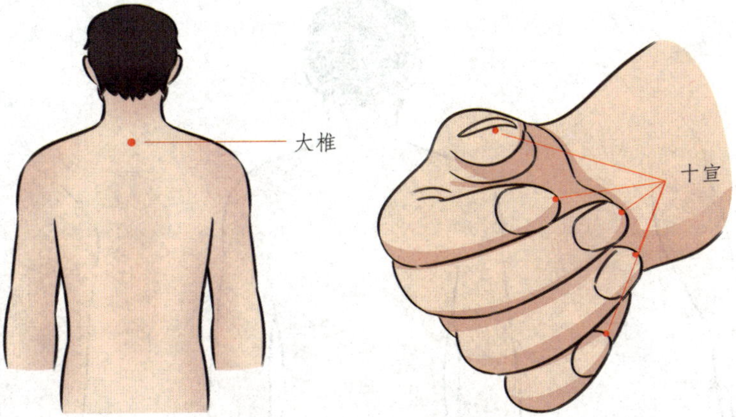

图 3-2　大椎穴、十宣穴

【针法】

点刺放血法。

【操作方法】

首先对穴位进行常规消毒，然后用三棱针在大椎穴及十宣穴进行点刺放血，并用手指挤压十宣穴，使之出血（适量）。隔日1次，中病即止。

三、暑湿感冒

【临床表现】

多发生于夏季，以发热，汗出热不解，鼻塞，流浊涕，身重倦怠，心烦口渴，头昏，头痛，头胀，胸闷欲呕，尿短赤，舌苔黄腻为主要症状。

【选穴】

尺泽穴、肺俞穴、阴陵泉穴（图3-3）。

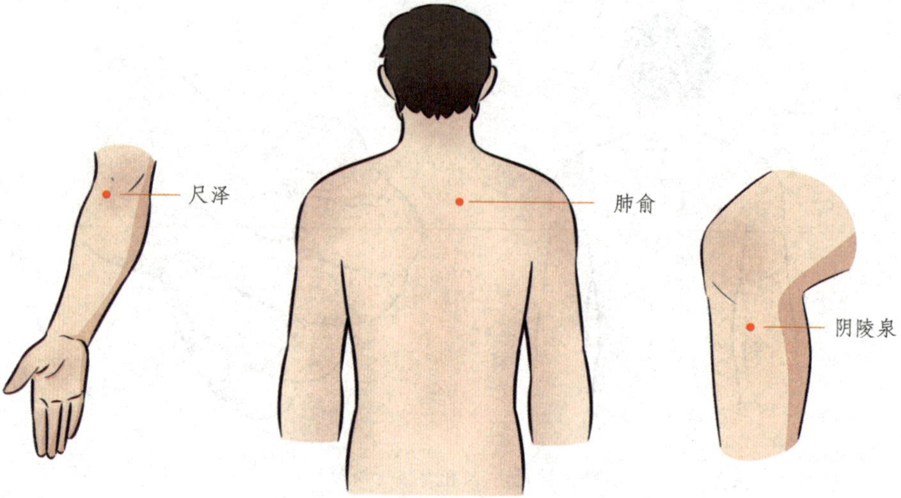

图 3-3　尺泽穴、肺俞穴、阴陵泉穴

【针法】

针罐法。

【操作方法】

首先对穴位进行常规消毒，然后用三棱针在所选穴位点刺放血，使之出血5～10mL，并在肺俞穴上进行拔罐治疗，时间为10分钟。每日或隔日1次，中病即止。

咳嗽

咳嗽是一种常见病症，是人体对外界物体入侵气道的一种保护性反应。咳嗽的致病原因主要有以下两方面：一是外感邪气，如风寒或风热，直接影响肺部，导致肺气壅遏不宣，清肃失常；二是其他脏腑的病变影响肺部，如脾虚生痰，上塞于肺。

一、风寒咳嗽

【临床表现】

咳嗽声重，咽痒，咳痰较稀薄、色白，多兼有鼻塞，流清涕，头痛，肢体酸痛，舌淡红，苔薄白，脉浮或浮紧。

【选穴】

大椎穴、尺泽穴、鱼际穴、经渠穴（图3-4）。

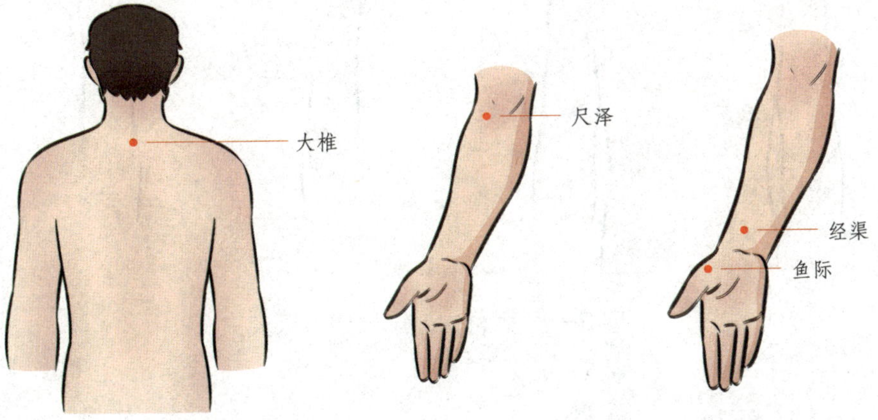

图 3-4 大椎穴、尺泽穴、鱼际穴、经渠穴

【针法】

针罐法。

【操作方法】

首先对穴位进行常规消毒，然后用三棱针在所选穴位点刺放血，并在大椎穴上进行拔罐治疗，留罐10分钟。每日或隔日1次，中病即止。

二、风热咳嗽

【临床表现】

咳嗽频繁且剧烈，气粗或咳声沙哑，咽喉疼痛，咳痰不爽利，痰黏稠或稠黄，多兼有咳时出汗，鼻流黄涕，口渴，头痛，肢体酸软，身体发热，舌红，苔薄黄，脉浮数或浮滑。

【选穴】

大椎穴、肺俞穴、天突穴（图3–5）。

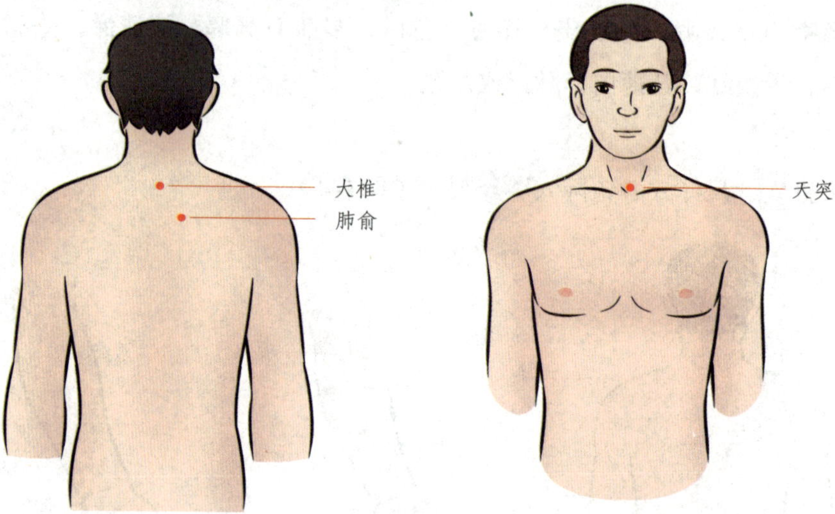

图 3–5　大椎穴、肺俞穴、天突穴

【针法】

针罐法。

【操作方法】

首先对穴位进行常规消毒，然后用三棱针在所选穴位进行点刺放血，在大椎、肺俞穴进行拔罐治疗，时间为10分钟。每日或隔日1次，中病即止。

三、风燥咳嗽

【临床表现】

干咳，连声作呛，无痰或有少量黏痰，不易咳出；多伴有喉咙发痒，唇鼻干燥，咳甚则胸痛，或痰中带有血丝，口干，咽干而痛，或鼻塞，头痛，微寒，身热，舌红干而少津，苔薄白或薄黄而干，脉浮数。

【选穴】

肺俞穴、尺泽穴（图3-6）。

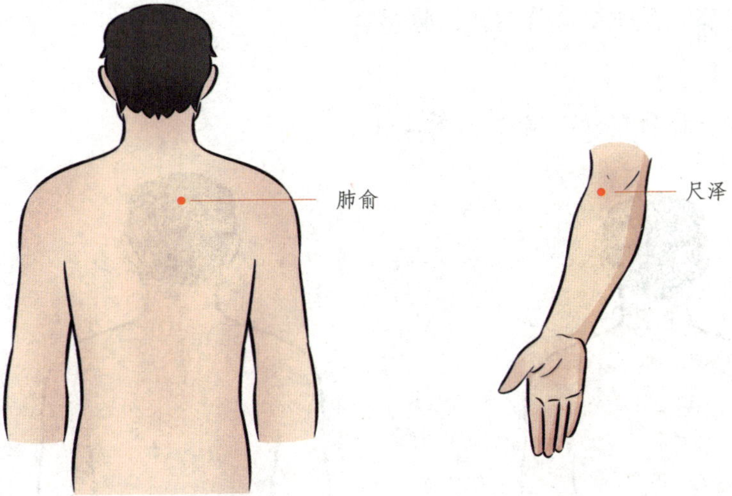

图 3-6　肺俞穴、尺泽穴

【针法】

针罐法。

【操作方法】

首先对穴位进行常规消毒，然后用三棱针在肺俞穴及尺泽穴进行点刺放血，然后进行拔罐治疗，时间为10分钟。每日或隔日1次，中病即止。

哮喘

哮喘是一种以发作性喉间哮鸣、呼吸困难，甚则喘息不能平卧为主要临床表现的过敏性疾病。常见的变应原包括花粉、霉菌、灰尘、二手烟、化学气体及动物皮屑等。根据发作特点及伴随症状的不同，一般可以将哮喘分为寒哮、热哮及虚哮三种。

一、寒哮

【临床表现】

喉中哮鸣有声，呼吸急促，胸膈满闷如塞，口不渴，咳痰稀白，或有恶寒发热，身痛，舌质淡，苔白腻，脉浮紧。

【选穴】

风门穴、肺俞穴、定喘穴（图3–7）。

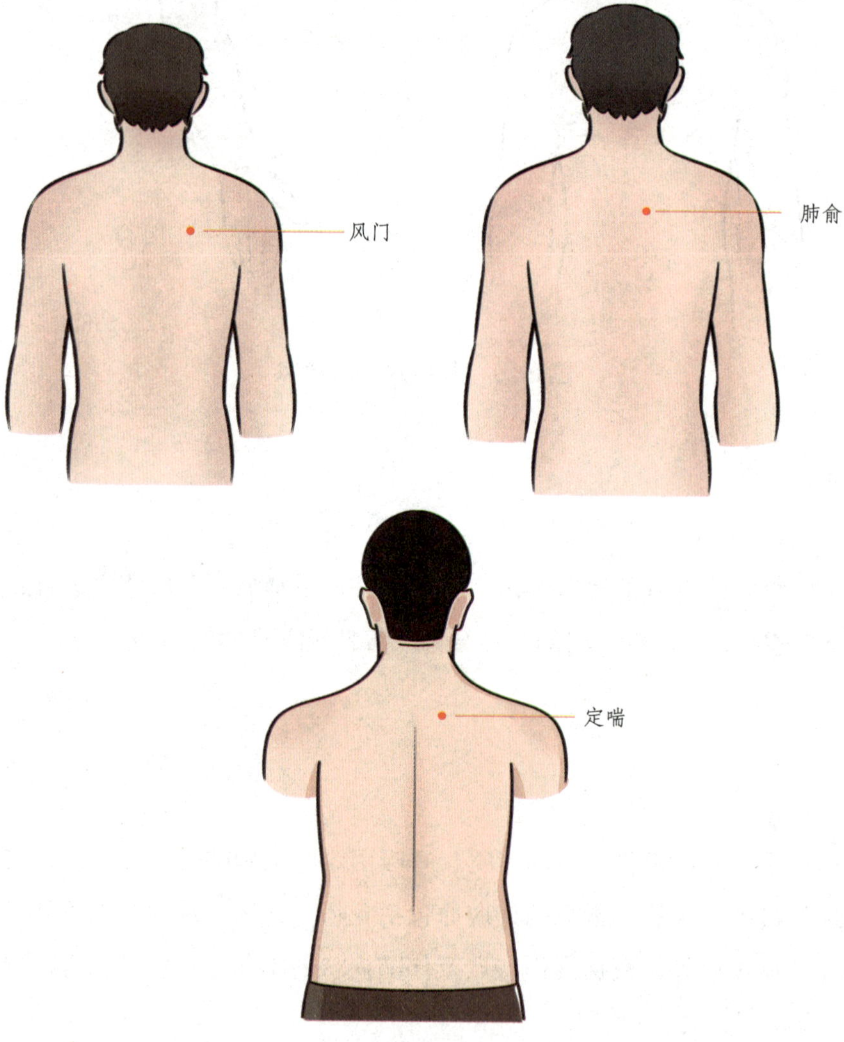

图 3–7 风门穴、肺俞穴、定喘穴

【针法】

针罐法。

【操作方法】

首先对穴位进行常规消毒，然后用三棱针在所选穴位进行点刺放血，再进行拔罐治疗，时间为10分钟。每日或隔日1次，中病即止。

二、热哮

【临床表现】

喉中哮鸣如吼，气粗息涌，胸胁烦闷，呛咳阵作，痰黄黏稠，咳吐不利，面红，伴有发热，舌质红，苔黄腻，脉滑数。

【选穴】

大椎穴、定喘穴、膈俞穴、肺俞穴、丰隆穴（图3-8）。

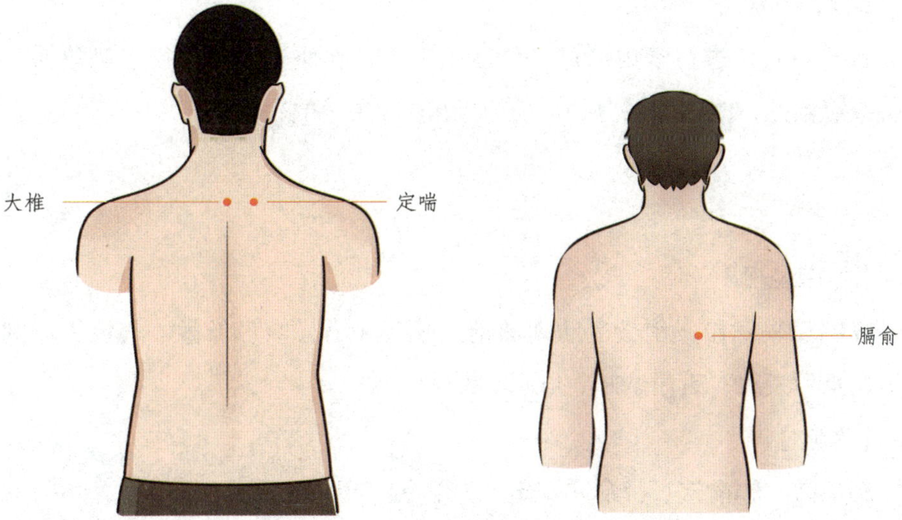

图 3-8　大椎穴、定喘穴、膈俞穴、肺俞穴、丰隆穴（待续）

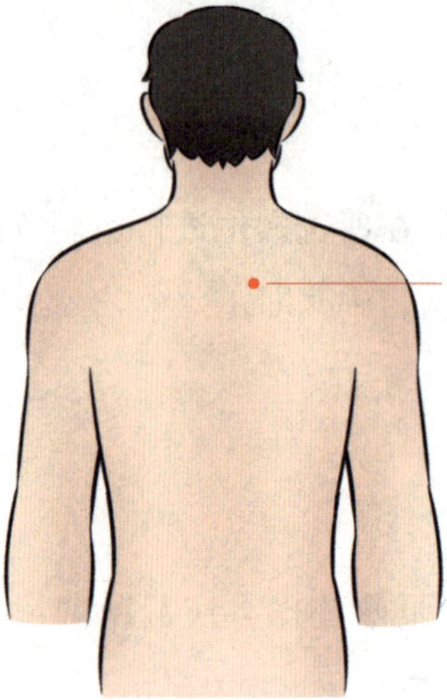

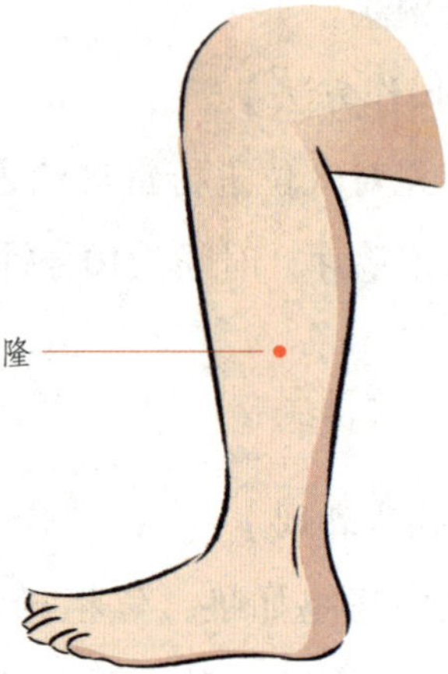

图 3-8 （续）

【针法】

针罐法。

【操作方法】

首先对穴位进行常规消毒，然后用三棱针在所选穴位进行点刺放血，再进行拔罐治疗，时间为10分钟。每日或隔日1次，中病即止。

三、虚哮

【临床表现】

哮喘反复发作，稍微运动则加剧，咳痰无力，咳声低微，气短，动则尤甚，唇爪甲发绀，舌质紫暗，脉弱。

【选穴】

肺俞穴、膈俞穴、脾俞穴、定喘穴、足三里穴（图3-9）。

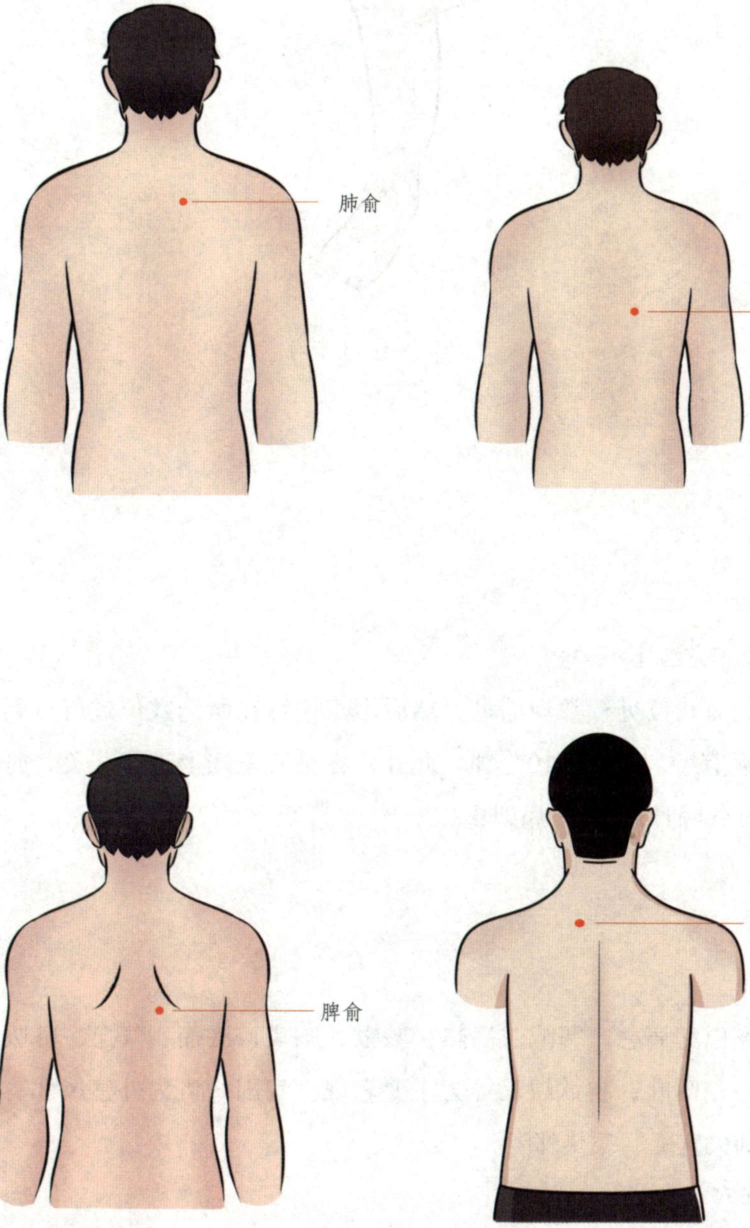

图 3-9 肺俞穴、膈俞穴、脾俞穴、定喘穴、足三里穴（待续）

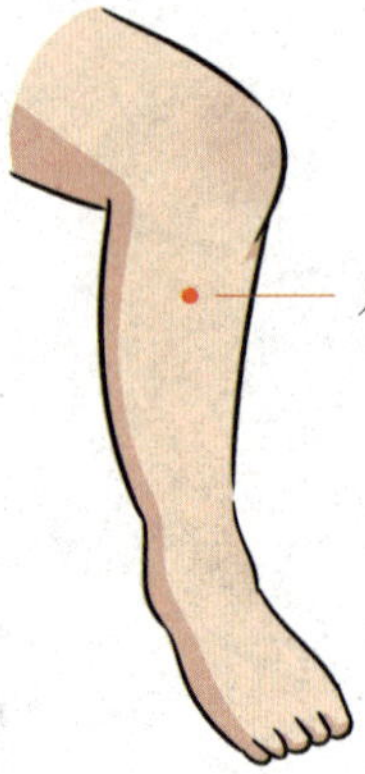

图 3-9（续）

【针法】

针罐法。

【操作方法】

首先对穴位进行常规消毒，然后用三棱针在所选穴位进行点刺放血，再进行拔罐治疗，时间为10分钟。此外，在足三里穴上进行艾灸，时间为15分钟。每日或隔日1次，中病即止。

肺炎

肺炎以起病急，寒战、高热，咳嗽、咳痰，胸痛、气急，呼吸困难，发绀，恶心、呕吐，食欲缺乏等为主要表现。病因病机为外感风邪、劳倦过度等导致肺失宣降、痰热郁阻。

【选穴】

大椎穴、定喘穴、肺俞穴、膈俞穴、丰隆穴（图3–10）。

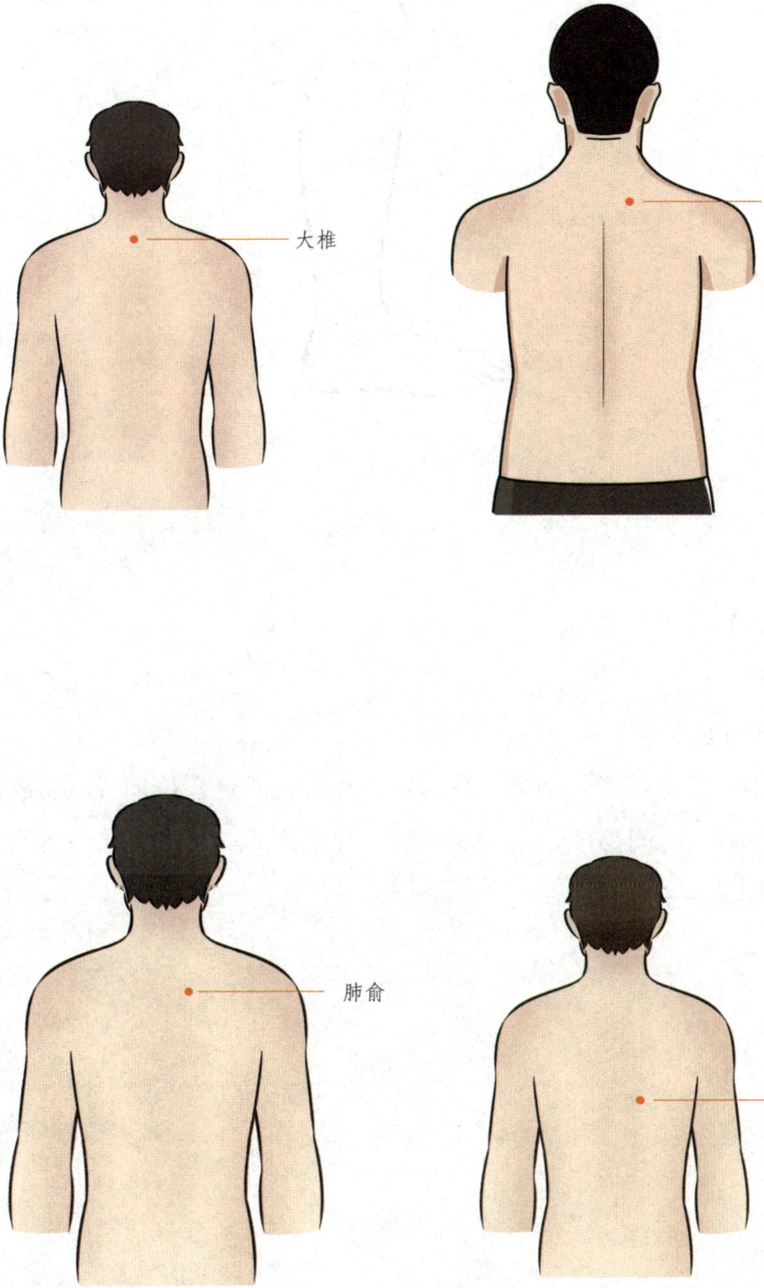

图 3-10　大椎穴、定喘穴、肺俞穴、膈俞穴、丰隆穴（待续）

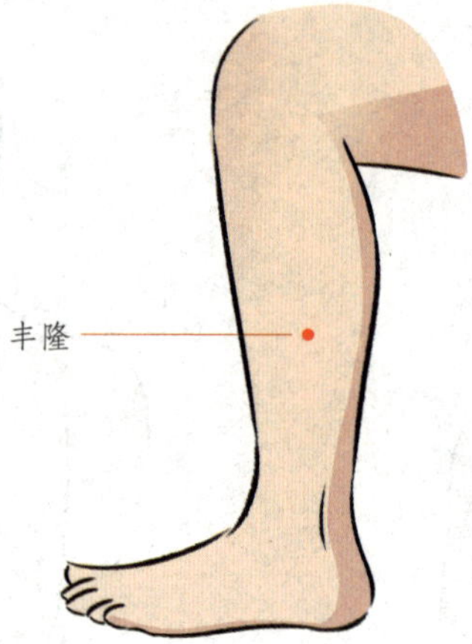

图 3-10 （续）

【针法】

针罐法。

【操作方法】

首先对穴位进行常规消毒，然后用三棱针在所选穴位进行点刺放血，再进行拔罐治疗，时间为10分钟。隔日1次，中病即止。

第四章　脾胃科疾病

胃痛

胃痛又称胃脘痛，以上腹胃脘部近心窝处疼痛为主要表现，因此，其又被称为心窝痛。胃痛多与外邪犯胃、饮食伤胃、情志不畅和脾胃素虚等因素有关。多种因素导致胃气郁滞、胃失和降而发生胃痛。

【选穴】

膏肓穴。

【针法】

针罐法。

【操作方法】

首先对穴位进行常规消毒，然后用三棱针点刺膏肓穴，再扣拔火罐，留罐时间为3～5分钟。每日1次，中病即止。

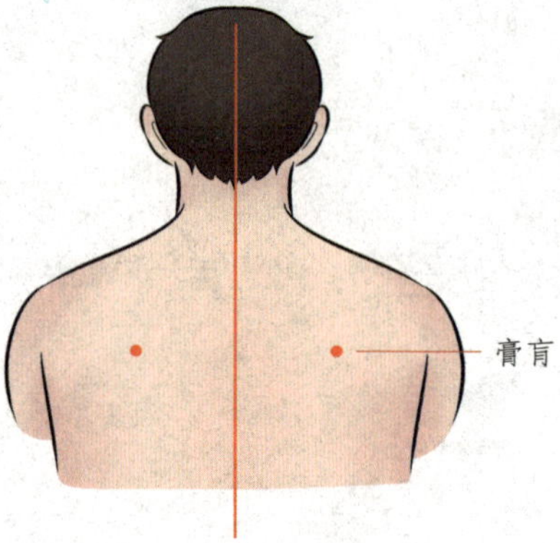

图 4-1　膏肓穴

呕吐

呕吐是指胃内容物从口腔中吐出的一种病证。一般来说，有物有声为呕，有物无声为吐，无物有声为干呕。呕与吐常常同时发生，很难完全分开，因此，经常被并称为呕吐。

【选穴】

足三里穴、大肠俞穴、脾俞穴（图4-2）。

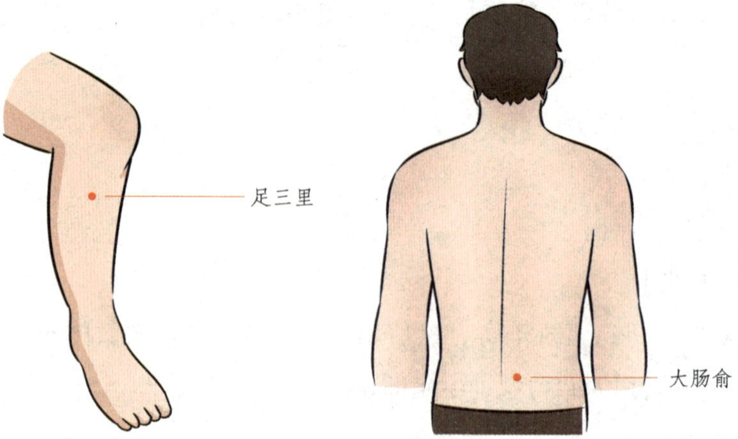

图 4-2　足三里穴、大肠俞穴、脾俞穴（待续）

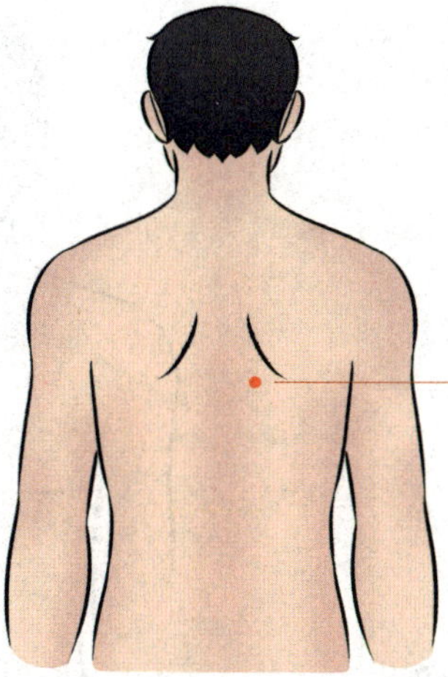

图 4-2（续）

【针法】

点刺放血法。

【操作方法】

首先对穴位进行常规消毒，然后用三棱针在足三里、大肠俞和脾俞三个穴位点刺放血（少许）。每日1次，中病即止。

泄泻

泄泻以腹痛、肠鸣、大便次数增多（一日数次或十多次）且粪便稀薄如水为主要临床症状。泄泻的病因病机多为脾胃运化功能失职、湿邪内盛。

【选穴】

大肠俞穴、中脘穴、天枢穴、神阙穴（图4-3）。

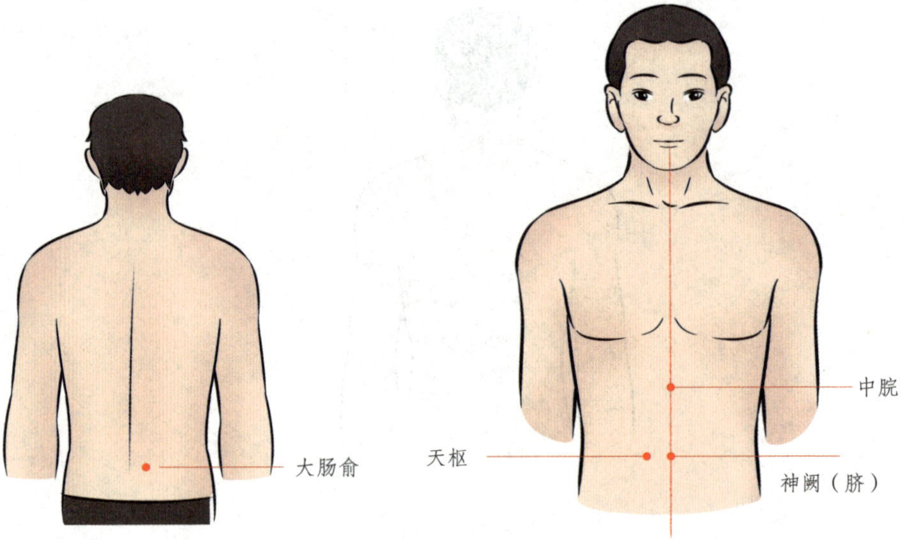

图 4-3　大肠俞穴、中脘穴、天枢穴、神阙穴

【针法】

点刺放血法。

【操作方法】

首先对穴位进行常规消毒，然后用三棱针在大肠俞、中脘、天枢三个穴位点刺放血，并用艾条悬灸神阙穴10分钟。每日1次，中病即止。

便秘

便秘是指大便次数减少，排便间隔时间过长，粪质干结，排便艰难，或粪质不硬，虽有便意，但便出不畅的一种疾病。便秘的病因病机包括久坐少动等。这会使大肠活动缓慢，水分被吸收过多，粪便干结坚硬，排出困难。导致便秘的因素包括：年老体弱、津液不足、排出困难；贪食辛辣厚味、胃肠积热、消耗津液等。

【选穴】

支沟穴、肾俞穴、关元穴、足三里穴（图4-4）。

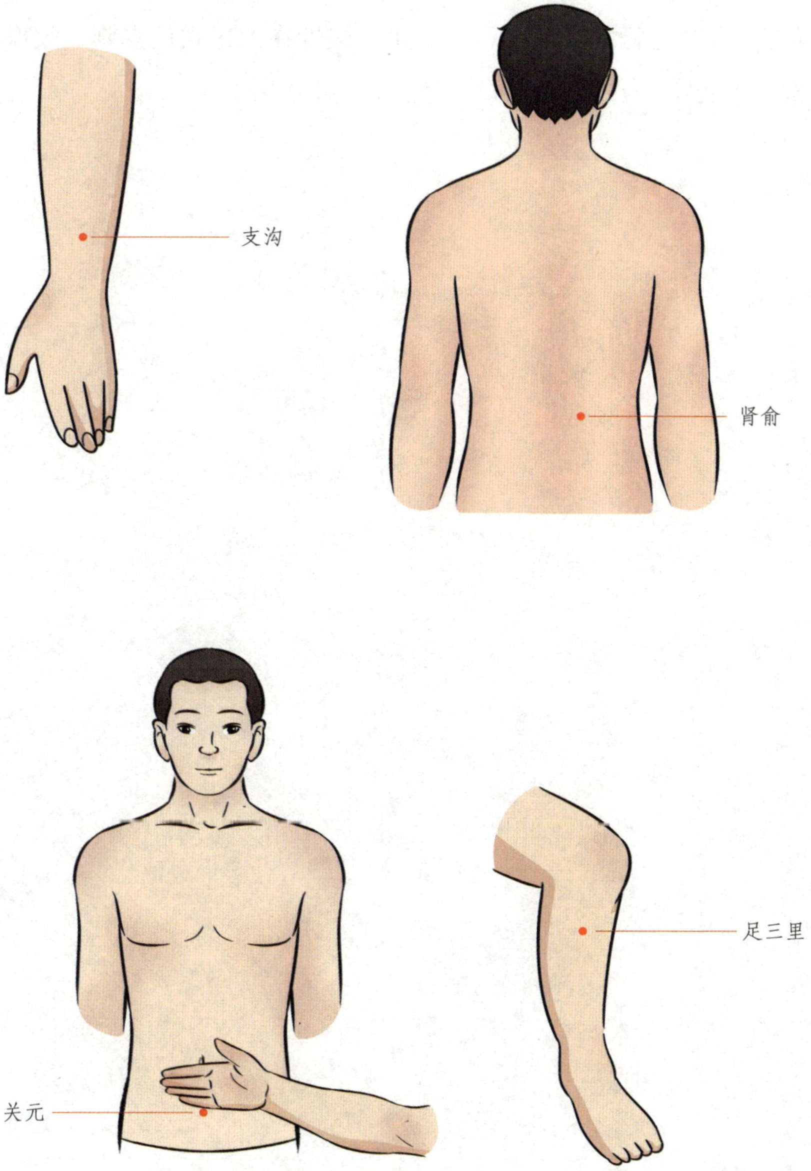

图 4-4 支沟穴、肾俞穴、关元穴、足三里穴

【针法】

点刺放血法。

【操作方法】

首先对穴位进行常规消毒，然后用三棱针在上述穴位点刺，放血数滴。每日1次，中病即止。

第五章　代谢科疾病

肥胖

肥胖是食物摄入过多或机体代谢的改变导致体内脂肪积聚过多，造成体重过度增长，并引起人体病理、生理改变。一般认为，体重超出标准体重的20%属于肥胖。

【选穴】

胃俞穴、脾俞穴、足三里穴、丰隆穴、曲池穴、中脘穴、天枢穴（图5–1）。

【针法】

针罐法。

【操作方法】

首先对穴位进行常规消毒，然后用三棱针在所选穴位上进行放血，并在上述部位进行拔罐治疗，时间10分钟。每日1次，中病即止。

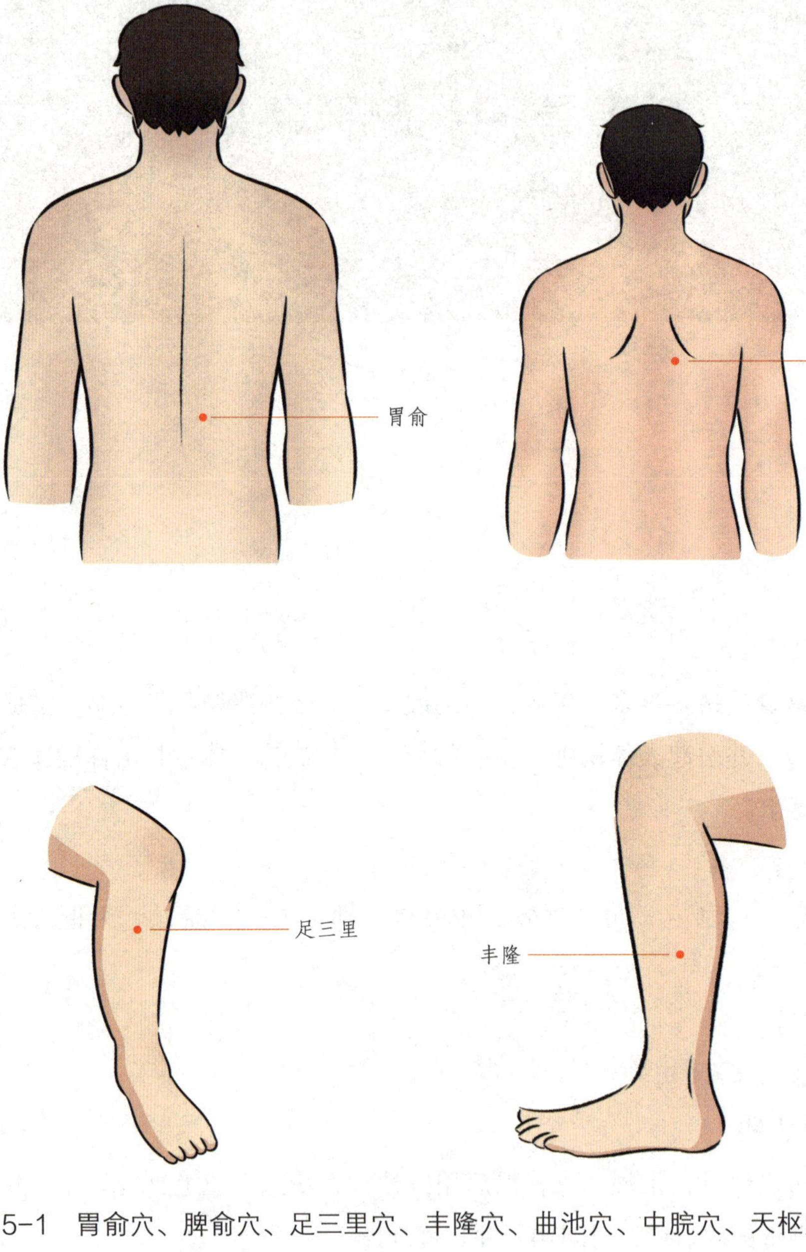

图 5-1　胃俞穴、脾俞穴、足三里穴、丰隆穴、曲池穴、中脘穴、天枢穴（待续）

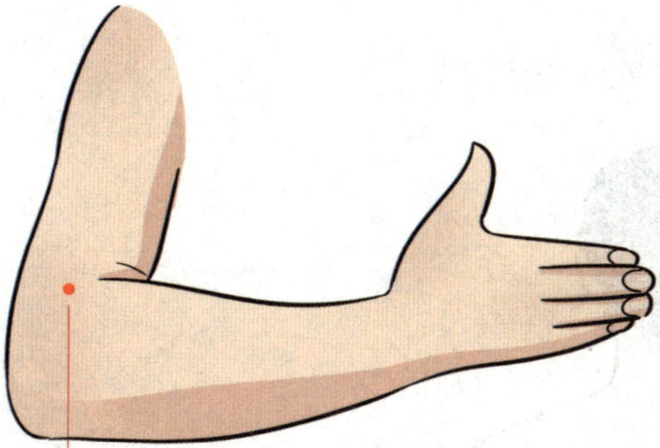

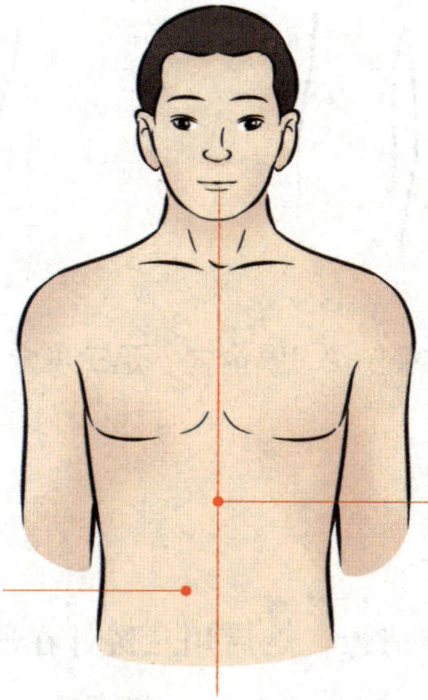

图 5-1 （续）

糖尿病

糖尿病是一种以血糖升高为特征的代谢性疾病，典型的临床表现为“三多一少”，即多饮、多食、多尿和体重减少。糖尿病的病因病机多为肺热津伤、脾虚、肾虚等引起湿热内蕴，导致血糖代谢紊乱。

【选穴】

胰俞穴、足三里穴（图5-2）。

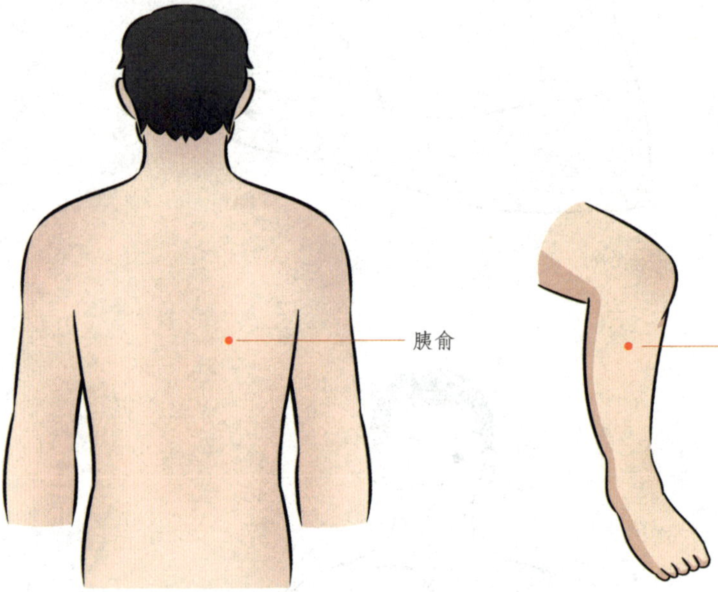

图 5-2　胰俞穴、足三里穴

【针法】

针罐法。

【操作方法】

首先对穴位进行常规消毒，然后用三棱针在所选穴位上进行放血，并在上述部位进行拔罐治疗，时间10分钟，起罐后，再用艾条悬灸各穴位10分钟。隔日1次，中病即止。

水肿

水肿是指体液在人体组织间隙过多聚集，导致组织肿胀，表现为头面、眼睑、四肢、腹背甚至全身水肿，常伴有胸闷憋气、纳呆、体乏无力、少尿等症状。一般来讲，水肿多先从头面部或下肢开始，逐步扩散至四肢及全身。

【选穴】

肾俞穴、阴陵泉穴、委中穴（图5-3）。

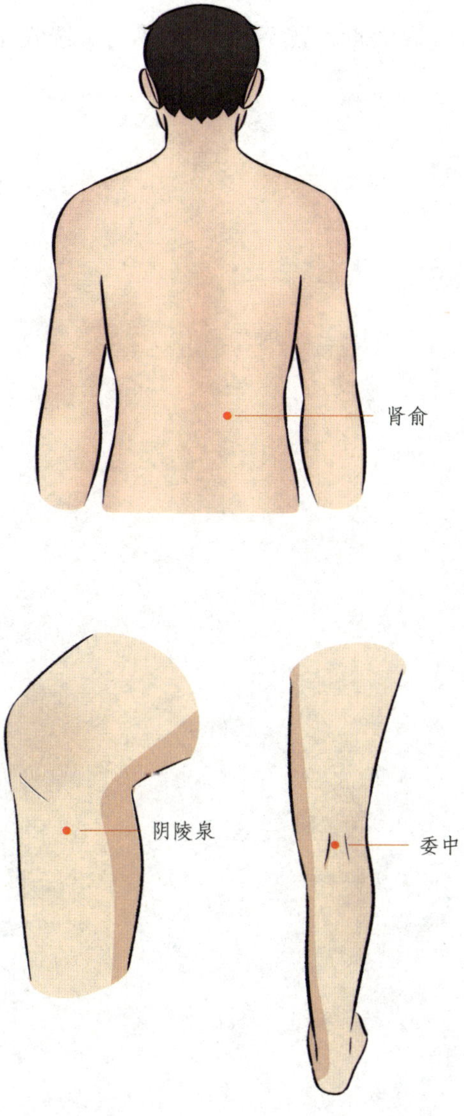

图 5-3 肾俞穴、阴陵泉穴、委中穴

【针法】

点刺放血法。

【操作方法】

首先对穴位进行常规消毒，然后用三棱针在所选穴位上进行点刺放血。隔日1次，中病即止。

第六章　神经内科疾病

头痛

头痛是一种自觉症状，疼痛部位多在前额、巅顶、双侧额颞，或呈全头痛而辗转发作。头痛每次发作的时间可持续数分钟、数小时、数天，甚至数周。需要注意的是，颅内占位性病变或颅外伤所致头痛，不宜使用刺血疗法。根据病因及发作的特点，一般将头痛分为风寒头痛、风热头痛两种类型。

一、风寒头痛

【临床表现】

全头痛，痛势较为剧烈，痛连项背，恶风寒，口淡不渴，舌淡红，苔薄白，脉浮紧。

【选穴】

百会穴、印堂穴、太阳穴、少商穴、风池穴（图6–1）。

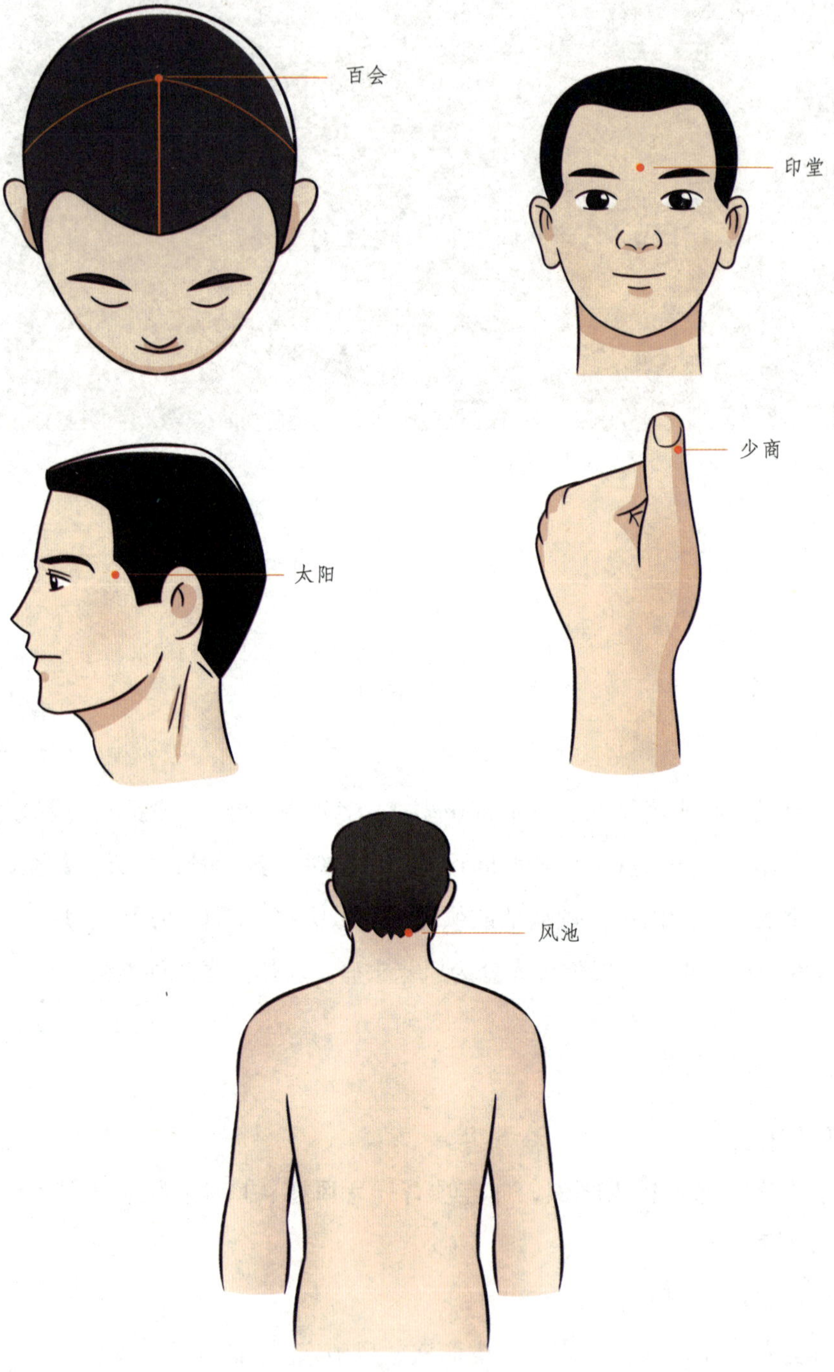

图 6-1　百会穴、印堂穴、太阳穴、少商穴、风池穴

【针法】

点刺放血法。

【操作方法】

首先对穴位进行常规消毒，然后用三棱针在所选穴位点刺放血少许。隔日1次，中病即止。

二、风热头痛

【临床表现】

头部胀痛难忍，伴有发热，面目红赤，口渴喜饮，大便秘结，小便黄赤，舌红，苔黄，脉浮数。

【选穴】

太阳穴、耳尖穴（图6–2）。

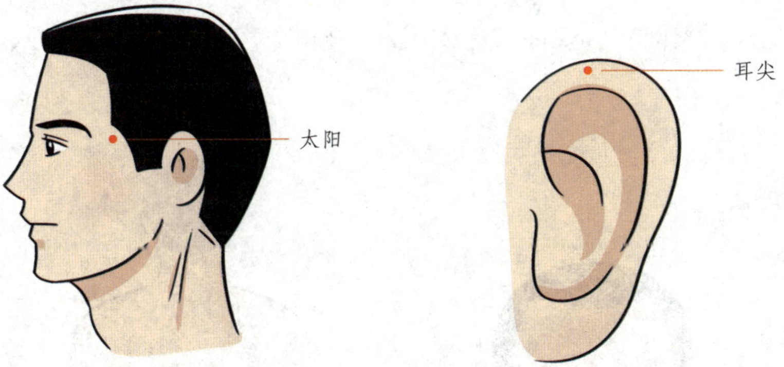

图 6–2　太阳穴、耳尖穴

【针法】

捏起放血法。

【操作方法】

首先对穴位进行常规消毒，然后捏起所选穴位（先左后右），用三棱针在所选穴位放血，使每个穴位出血2～3滴。隔日1次，中病即止。

眩晕

眩晕是临床常见的疾病，以头晕、眼花为主要表现。眩是眼花，晕即头晕，两者常同时出现，所以一般被合称为“眩晕”。此症病因多为肝肾阳虚，肝阳上亢；脾失健运，痰湿内生，阻遏清阳；先天不足，肾精亏虚，精不生髓，脑府失充；久病耗伤血气，导致气血两亏，气血不能上荣脑府等。根据发作时特点及伴随症状的不同，一般可以将眩晕分为气血亏虚、痰浊阻滞两种类型。

一、气血亏虚

【临床表现】

眩晕，动则加剧，遇劳累过度则发作，伴有神疲懒言，四肢乏力，自汗，面白无光泽，唇甲淡白，睡眠质量差，舌淡，苔薄白，脉细弱。

【选穴】

印堂穴、大椎穴、太冲穴、太溪穴、膈俞穴、肝俞穴、肾俞穴、脾俞穴（图6–3）。

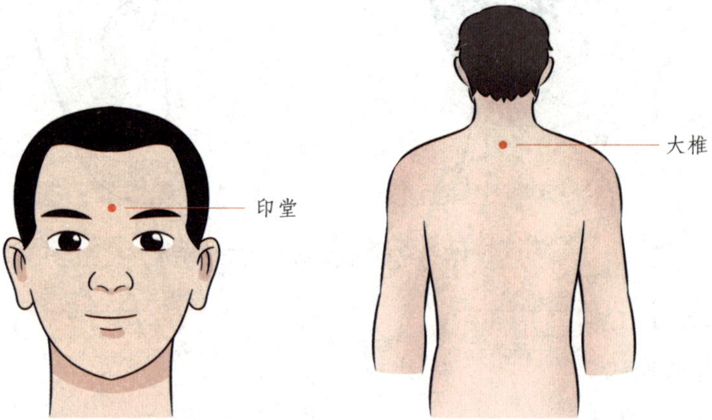

图 6–3　印堂穴、大椎穴、太冲穴、太溪穴、膈俞穴、肝俞穴、肾俞穴、脾俞穴（待续）

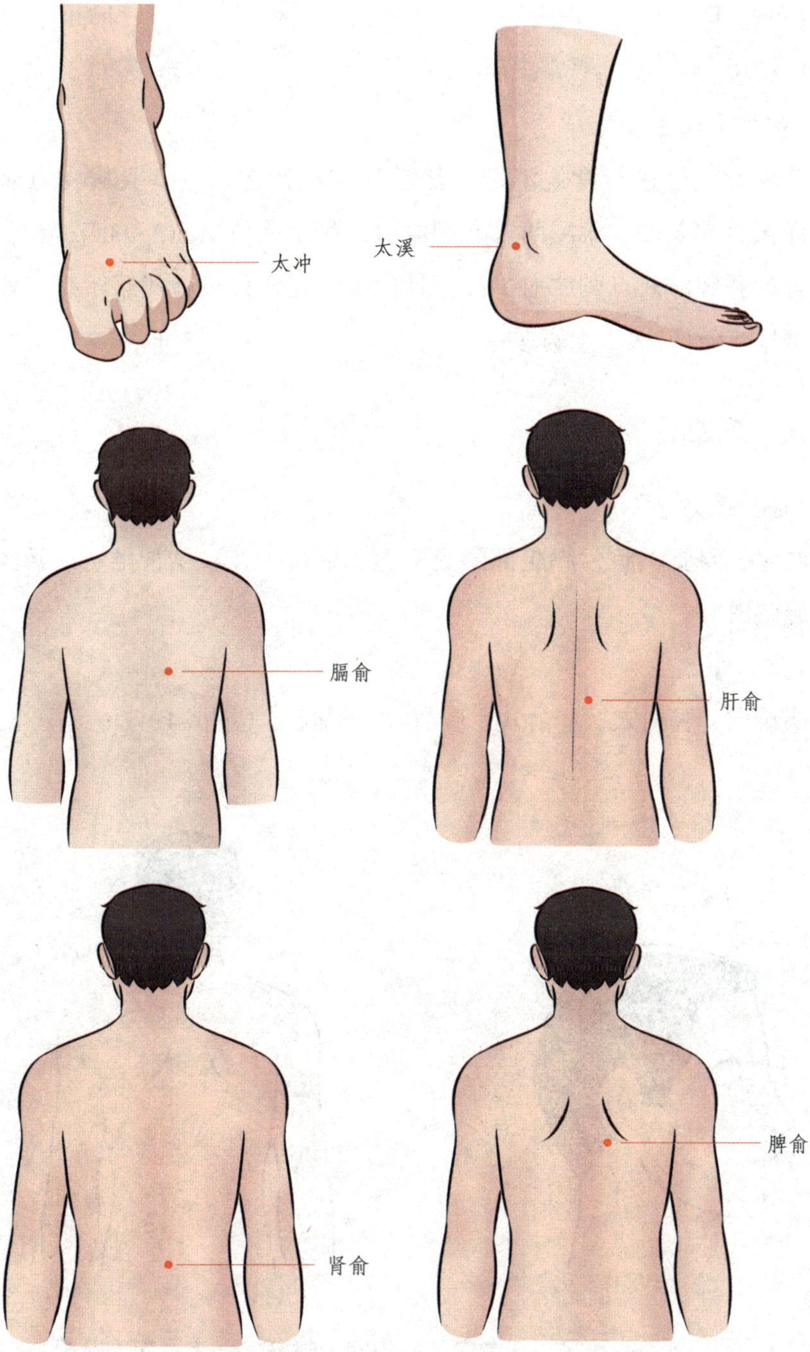

图 6-3（续）

【针法】

针罐法。

【操作方法】

首先对穴位进行常规消毒，然后用三棱针在印堂、大椎穴点刺放血，出血即止；在太冲、太溪两穴点刺放血，每个穴位出血2~3滴；在膈俞、肝俞、肾俞和脾俞穴点刺放血少许。针后于上述穴位进行拔罐治疗，留罐10分钟。每日或隔日1次，中病即止。

二、痰浊阻滞

【临床表现】

眩晕，自觉头重，胸腹部闷满不适，胃口不佳，精神倦怠，舌淡，苔白腻，脉弦滑。

【选穴】

头维穴、脾俞穴、肝俞穴、膈俞穴、丰隆穴（图6-4）。

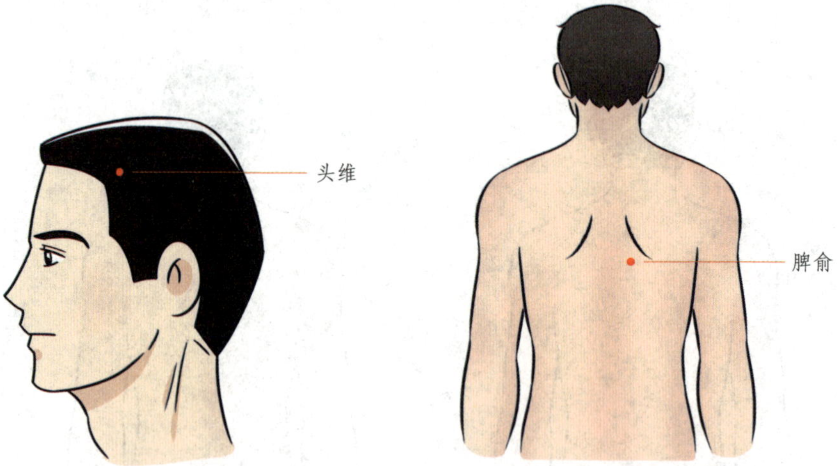

图6-4　头维穴、脾俞穴、肝俞穴、膈俞穴、丰隆穴（待续）

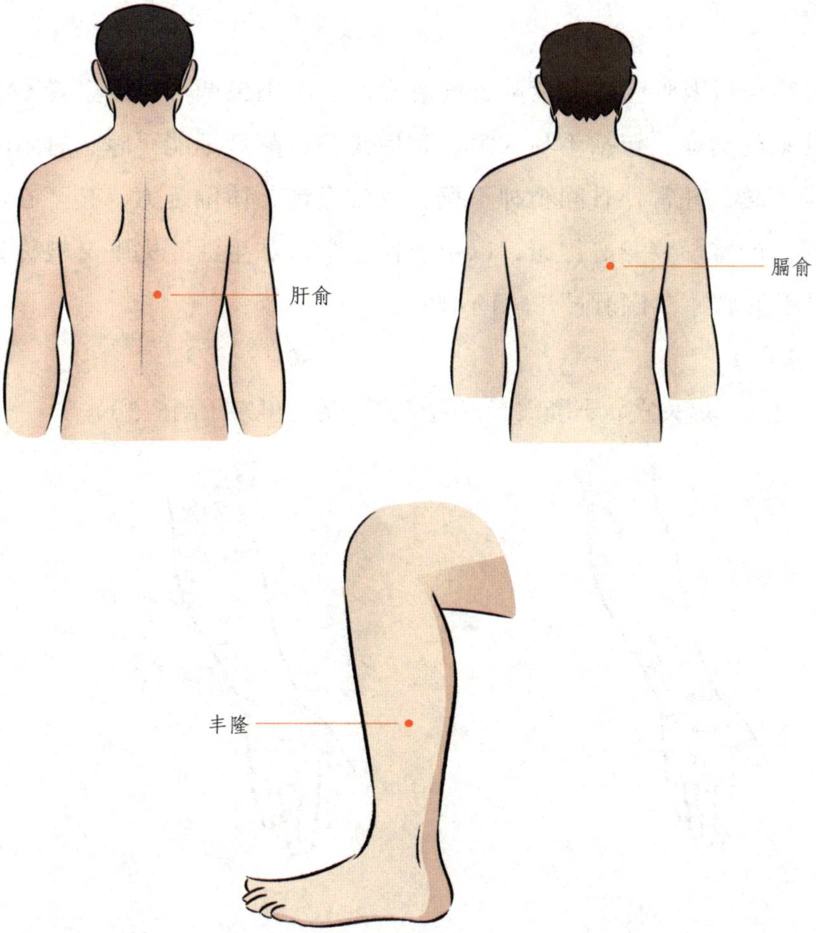

图6-4（续）

【针法】

针罐法。

【操作方法】

首先对穴位进行常规消毒，然后用三棱针在头维、脾俞、肝俞、膈俞、丰隆穴点刺放血，出血即止。针后于脾俞、肝俞、膈俞、丰隆穴进行拔罐治疗，留罐10分钟。每日或隔日1次，中病即止。

失眠

失眠是指因脏腑功能紊乱、气血亏虚、阴阳失调等导致患者不能获得正常睡眠的病证，包括不易入睡、睡后易醒、醒后不能再睡、时睡时醒，或彻夜不睡，并常伴日间精神不振、反应迟钝、体倦乏力，甚至心烦懊恼的症状，严重影响身心健康，以及工作、学习和生活。失眠又被称为“不寐”“不得眠”“不得卧”“目不瞑”。

【选穴】

神门穴、内关穴、丰隆穴、三阴交穴、足三里穴（图6–5）。

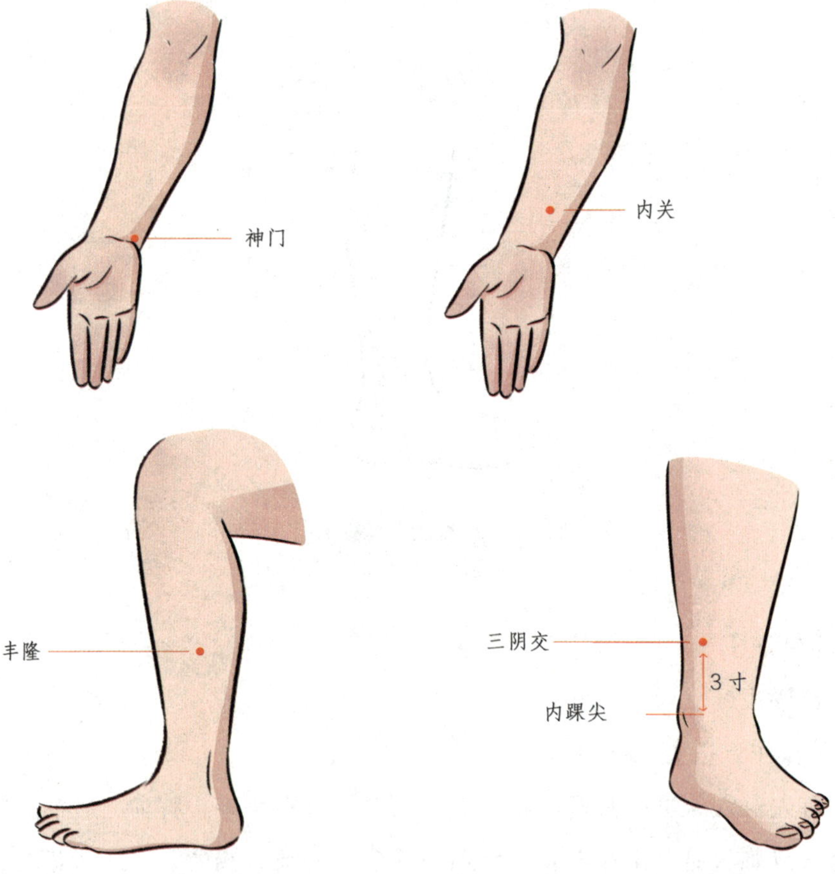

图 6–5　神门穴、内关穴、丰隆穴、三阴交穴、足三里穴（待续）

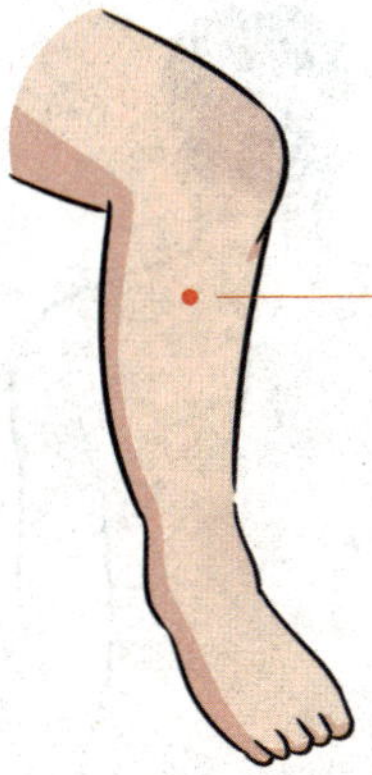

图 6-5（续）

【针法】

针罐法。

【操作方法】

首先对穴位进行常规消毒，然后用三棱针在上述穴位点刺放血，再进行拔罐治疗，留罐10分钟。每日1次，中病即止。

癫痫

癫痫俗称“羊角风”或“羊癫风”，表现为突然昏倒、不省人事、口吐白沫、全身抽搐、瞳孔放大，自行缓解，醒后意识如常人。此病会反复发作，可能与遗传有关，患者多有家族史。

【选穴】

长强穴（图6-6）。

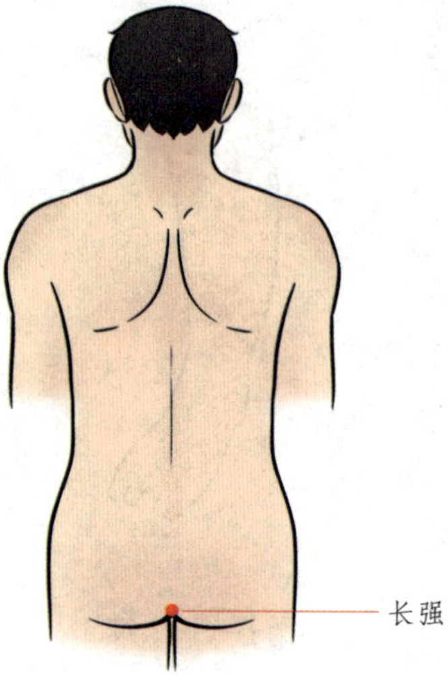

图 6-6　长强穴

【针法】

捏起放血法。

【操作方法】

首先对穴位进行常规消毒，然后用手提起穴位处的皮肤，右手持三棱针在长强穴及其上下左右各点刺一针，用手挤压出血。每周1～2次，10次为1个疗程。

脑卒中

脑卒中俗称“中风”，是一种急性脑血管疾病，是由脑部血管突然破裂或血管阻塞，导致血液不能流入脑内而引起脑组织损伤的疾病。脑卒中包括缺血性脑卒中（也被称为脑梗死）和出血性脑卒中（包括脑实质出血、脑室出血及蛛网膜下腔出血）两种。脑卒中具有明显的季节性，寒冷季节发病率更高。在《扁鹊神应针灸玉龙经》中曾有“百会穴中明补泻，即时苏醒免灾危”的记载。

【选穴】

百会穴、上星穴、地仓穴、太阳穴、少商穴、印堂穴、风池穴、肩井穴、肩髃穴、大椎穴、命门穴（图6–7）。

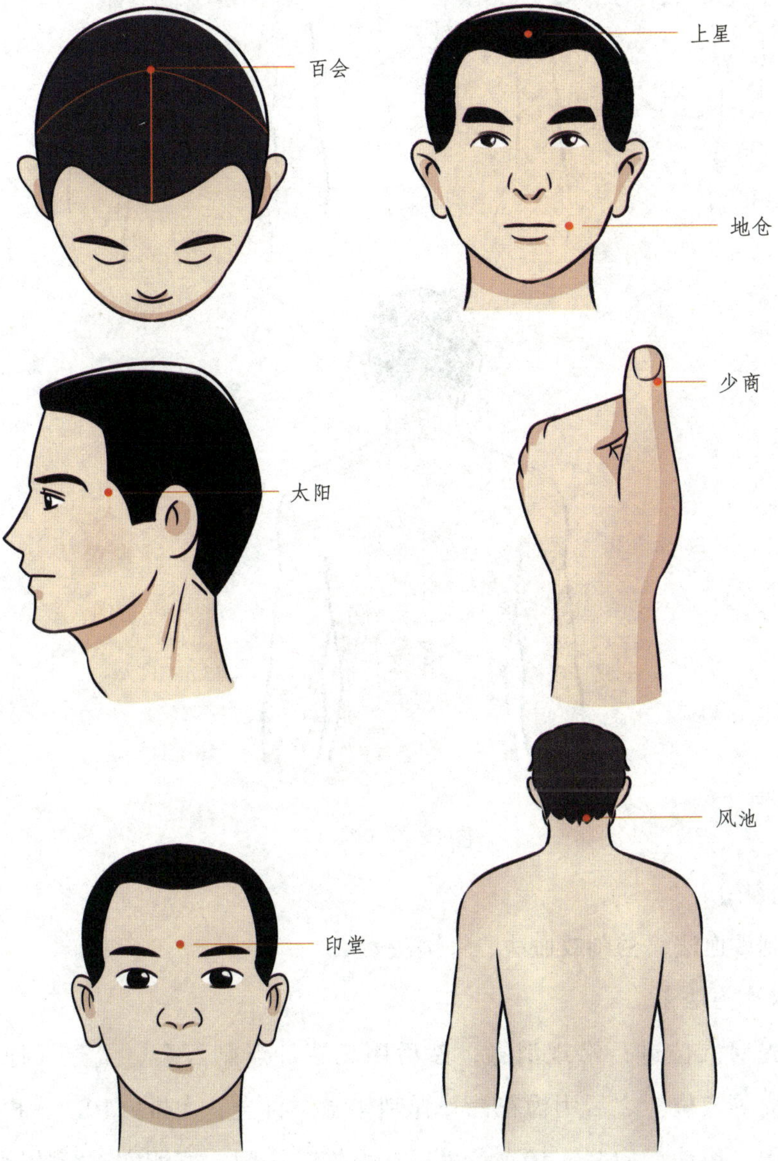

图 6–7　百会穴、上星穴、地仓穴、太阳穴、少商穴、印堂穴、风池穴、肩井穴、肩髃穴、大椎穴、命门穴（待续）

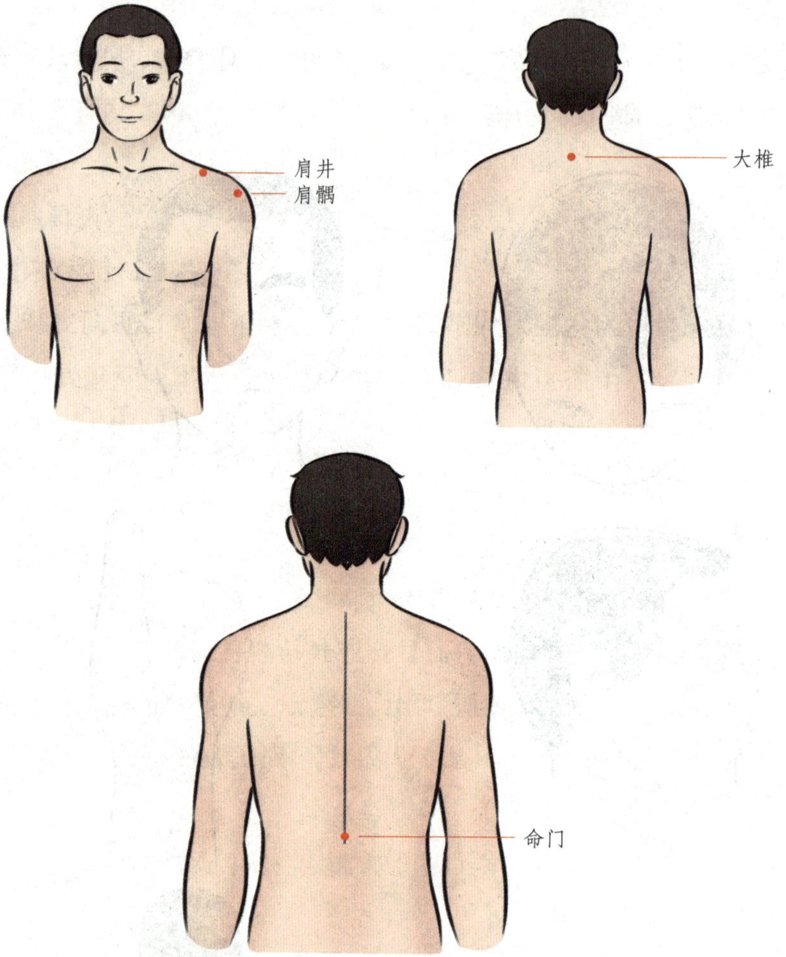

图 6-7（续）

【针法】

点刺放血法、密刺放血法、针罐法。

【操作方法】

首先对穴位进行常规消毒，然后用三棱针点刺百会、上星、地仓、太阳、少商等穴位。之后用梅花针外弹刺印堂、百会、大椎穴10次，再弹刺印堂、太阳、风池、肩井穴10次。最后在大椎、命门、肩髃穴进行拔罐治疗，留罐10分钟。

第七章　其他内科疾病

心悸

心悸是指患者自觉心中悸动，惊慌不安，甚则不能自主的一种病证，且常伴有失眠、健忘、胸闷、气短、眩晕、耳鸣等。病情较轻者为惊悸，病情较重者为怔忡，可呈持续性。心悸的病因病机多为外感或内伤，致气血阴阳亏虚，心失所养或痰饮、瘀血阻滞，心脉不畅。

【选穴】

内关穴、心俞穴、肝俞穴、胆俞穴（图7–1）。

【针法】

针罐法。

【操作方法】

首先对穴位进行常规消毒，然后用三棱针在上述部位点刺放血，再进行拔罐治疗，时间为10分钟。起罐后，再用艾条悬灸各穴位10分钟。隔日1次，5次为1个疗程。

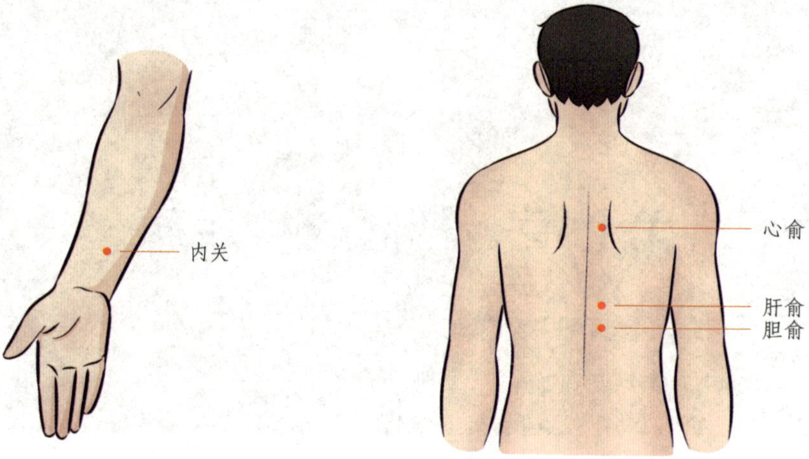

图 7-1 内关穴、心俞穴、肝俞穴、胆俞穴

高血压

根据2022年发布的《中国高血压临床实践指南》，我国成人高血压的诊断界值为收缩压≥130mmHg和（或）舒张压≥80mmHg。高血压与高血糖、高血脂被合称为“三高”。高血压是心脑血管疾病最重要的危险因素，常常伴有脂肪和糖代谢紊乱，以及心、脑和肾等器官功能性或器质性改变。

【选穴】

耳尖穴（图7-2）。

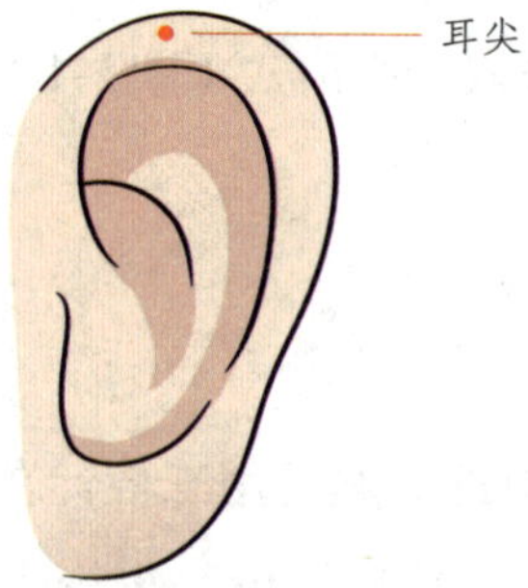

图 7-2 耳尖穴

【针法】

点刺放血法。

【操作方法】

首先对穴位进行常规消毒，然后用三棱针点刺患者双侧耳尖穴放血，每侧穴位放血十滴左右。放血完毕后，用酒精棉球消毒针口。隔日1次。

昏迷

昏迷的主要临床表现为面色苍白、出冷汗、四肢发冷、口唇发绀、血压下降、脉细无力、意识障碍等。昏迷的病因比较多，如脑疾病、中毒等，严重时，用各种强刺激均无反应，意识完全丧失。在《证治摘要》中曾有“急以三棱针，刺手十指甲角十井穴，捋去黑血”的记载。

【选穴】

水沟穴、十宣穴、中冲穴、大椎穴（图7–3）。

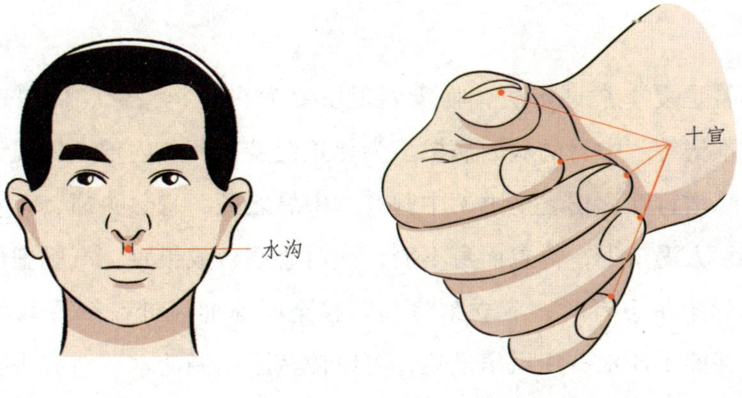

图 7–3　水沟穴、十宣穴、中冲穴、大椎穴（待续）

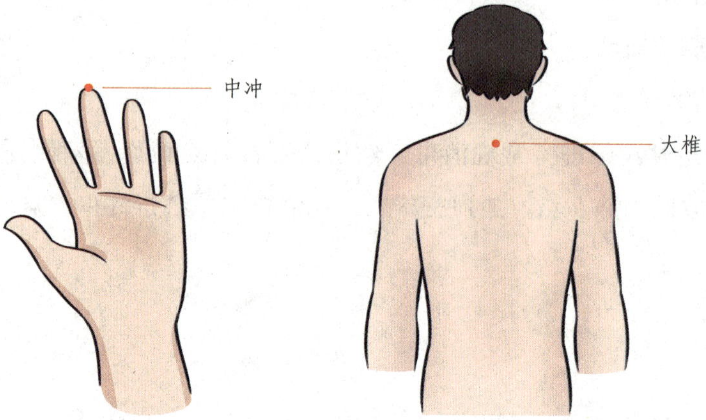

图7-3（续）

【针法】

点刺放血法、针罐法。

【操作方法】

首先对穴位进行常规消毒，然后用三棱针点刺水沟、十宣及中冲穴，并在大椎穴进行拔罐治疗，留罐时间为2~3分钟。

中暑

中暑是夏季常见疾病，临床表现主要为头痛、头晕、口渴、面色潮红和神志不清等。中暑的病因病机多为暑热侵袭、邪热内郁、体温调节功能失常。在《增订叶评伤暑全书》中曾有“中暑之证，身热头痛，背寒面垢，自汗烦躁，大渴口干，倦怠而身不痛，或时恶寒，或畏日，气脉虚而弱”的记载。遇到中暑患者时，应立刻将其转移至阴凉通风处，解开其腰带（或衣扣），并擦干汗水，用风扇散热，可以使其服用淡盐水。对有头痛、头晕、恶心、呕吐等中暑严重症状者，可采用点刺放血疗法。

【选穴】

水沟穴、十宣穴（图7–4）。

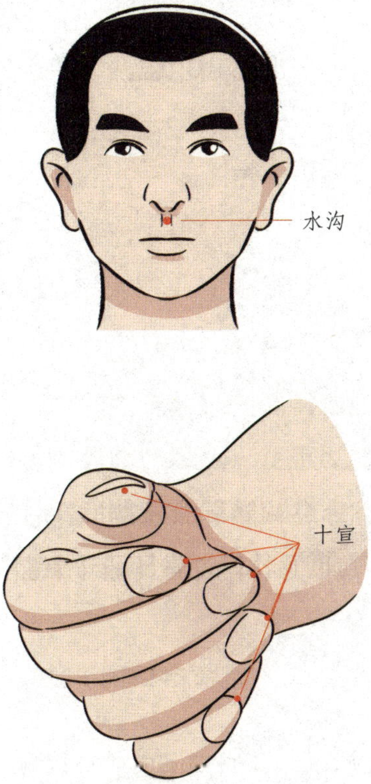

图 7–4　水沟穴、十宣穴

【针法】

点刺放血法。

【操作方法】

首先对穴位进行常规消毒，然后用三棱针在所选穴位上迅速点刺放血，每个穴位出血3～5滴。每日2次，中病即止。

第八章　外科疾病

下肢静脉曲张

下肢静脉曲张是指下肢浅表静脉曲张交错，结聚成团块状的病变，属中医学“筋瘤”范畴。下肢静脉曲张多见于从事持久体力劳动或站立工作的人员，如教师、运动员等。下肢静脉曲张患者的主要患病部位在小腿，表现为静脉明显扩张，隆起弯曲。患者常感觉到下肢沉重，容易疲倦，小腿曲张部位隐痛，后期常并发血栓性静脉炎、慢性湿疹及慢性溃疡等。

【选穴】

阿是穴，即患者下肢静脉隆起、怒张最明显的部位。

【针法】

点刺放血法。

【操作方法】

首先对穴位进行常规消毒，然后取三棱针点刺患者下肢静脉隆起、怒张最明显的部位进行放血，所放血液由黑渐红。在操作过程中，可用棉球轻轻压迫点刺部位周围的血管，以防局部皮下瘀血。待血不流或颜色变红后，用消毒干棉球按压针孔。隔日治疗1次。

胁痛

胁痛是指脉络痹阻或脉络失养引发的病证，以一侧或双侧胁肋部疼痛为主要表现。胁痛是临床常见的多发病，根据临床症状不同，一般分为肝气郁结、瘀血阻络两种类型。

一、肝气郁结

【临床表现】

肝气郁结型胁痛患者以胁肋胀痛、游走不定，疼痛每因情志喜怒而增减，苔薄、脉弦为主要症状。

【选穴】

内关穴（图8-1）、阿是穴。

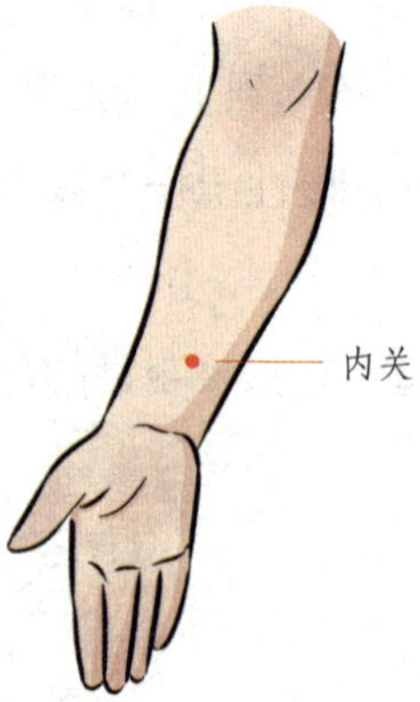

图 8-1　内关穴

【针法】

针罐法。

【操作方法】

首先对穴位进行常规消毒，然后用梅花针在内关穴上进行散刺叩打，至微出血为度，针后在压痛点处进行拔罐治疗。每日1次，中病即止。

二、瘀血阻络

【临床表现】

以胁肋刺痛，痛处固定且拒按，入夜尤甚，舌质紫暗，脉沉涩为主要症状。

【选穴】

血海穴、内关穴（图8-2）、阿是穴。

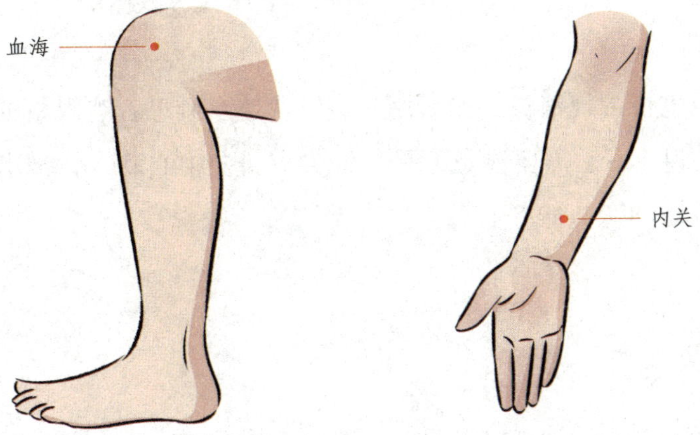

图8-2 血海穴、内关穴

【针法】

针罐法。

【操作方法】

首先对穴位进行常规消毒，然后用梅花针在所选穴位上进行散刺叩打，至微出血为度，针后在压痛点处进行拔罐治疗。每日1次，中病即止。

鸡眼

鸡眼多发生在足趾间或者足底前端。鸡眼数量不一，通常为1~2个，大小似黄豆，多为圆锥状，一般高出皮肤，压之疼痛，行走之时，疼痛更剧，导致行走不便。病因病机多为穿紧窄之鞋、长途行走或长时站立，或者异物入肉，局部挤压，导致经络闭阻、气血凝滞，不能荣养肌肤。

【选穴】

阿是穴，即患者鸡眼周围。

【针法】

点刺放血法。

【操作方法】

首先对穴位进行常规消毒，然后用三棱针快速点刺患者鸡眼周围皮肤，每0.3~0.5cm点刺一下。需要注意的是，针尖应斜向中心刺入，挤出少许血液。隔日1次。

流行性腮腺炎

流行性腮腺炎简称“流腮”，民间俗称“猪头疯”。流腮是春季常见病，多发于儿童和青少年，亦可见于成人。流腮的主要表现为一侧或双侧的耳垂下肿大，肿大的腮腺常凸起，呈半球形，且边缘不清，表面发热，张口或咀嚼时局部感到疼痛。

【选穴】

阿是穴（腮腺肿大处）、耳尖穴（图8-3）。

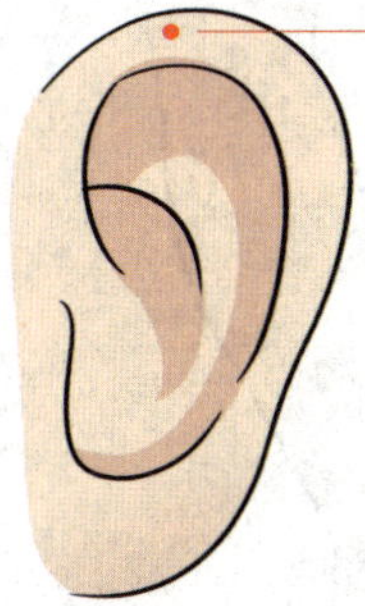

图 8-3　耳尖穴

【针法】

点刺放血法。

【操作方法】

首先对穴位进行常规消毒，然后用三棱针点刺腮腺肿大处及耳尖穴，挤出2～4滴血即可。隔日放血1次，中病即止。

痔疮

痔疮是指直肠下端黏膜和肛管远侧段皮下的静脉曲张团块呈半球状隆起。根据痔疮的位置，又可以分为内痔、外痔和混合痔。痔疮是临床中最常见的肛门疾病之一，民间有“十人九痔”的说法。男女均可发病，多见于成人，尤其是久坐不动者。痔疮发作时，患者肛门疼痛、出血、瘙痒，肛门局部有结节高突，坐卧难宁。痔疮的病因病机为饮食不节损伤脾胃，致湿从内生，蕴久为热，湿热风燥，聚于脉络，浊气瘀血留结肛门。

处方一

【选穴】

二白穴（图8–4）。

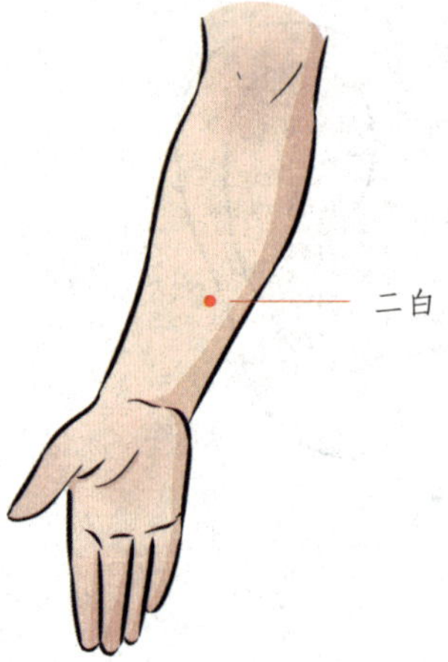

图 8–4　二白穴

【针法】

点刺放血法。

【操作方法】

首先对穴位进行常规消毒，然后用三棱针点刺二白穴，挤出4～6滴血液即可。每日或隔日1次，5次为1个疗程。

处方二

【选穴】

龈交穴（图8–5）。

【针法】

挑刺放血法。

【操作方法】

首先对穴位进行常规消毒，其次用毫针或者注射针头挑破龈交处肿粒，挤出肿粒内白色分泌物后挤出1～2滴血液。隔日1次，5次为1个疗程。

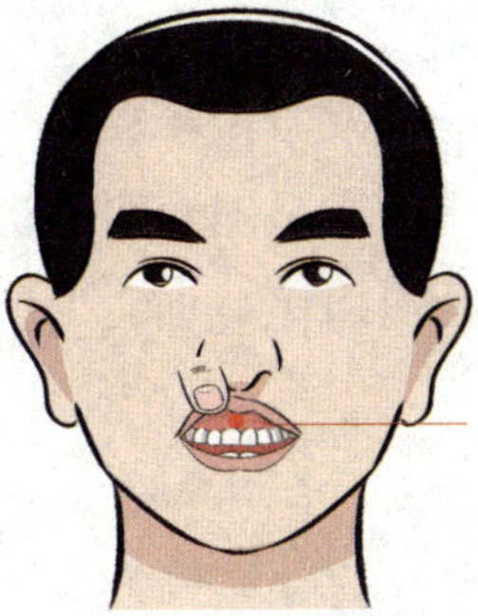

图 8-5　龈交穴

第九章　妇科疾病

痛经

痛经是妇科常见病、多发病之一，一般以青年女性最为多见，又被称为“经行腹痛”。痛经是指女性在月经期前后或行经期间出现的周期性小腹疼痛，常伴有腹胀、乳房胀痛，或胸胁胀痛。痛经的病因病机多为情志不调，郁怒伤肝，气滞血瘀；寒湿凝滞，经血不通；气血不足，血运不畅，脉络受阻，胞宫失养。

【选穴】

血海穴（图9–1）。

【针法】

点刺放血法。

【操作方法】

首先对穴位进行常规消毒，然后用三棱针点刺血海穴，令其出血4～6滴。

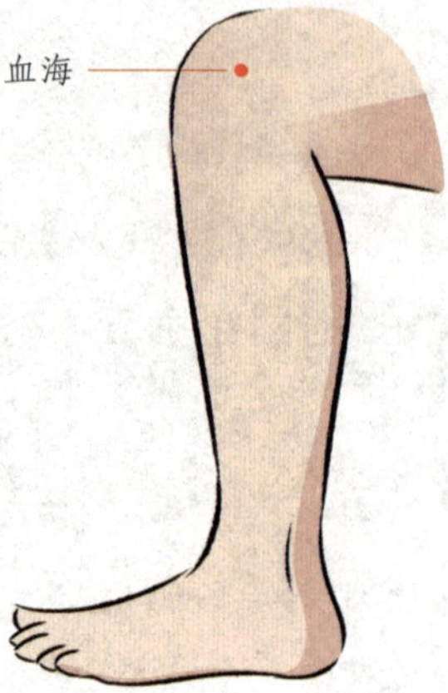

图 9-1　血海穴

月经不调

月经不调是一种以月经周期和经量异常为主症的病证，包括月经先期、后期，或先后无定期。月经不调的病因病机多为情志内伤；嗜食辛辣，肠胃积热；因吐血下血，导致营血不足；产后冲任受损等。

【选穴】

膈俞穴、三阴交穴（图9-2）。

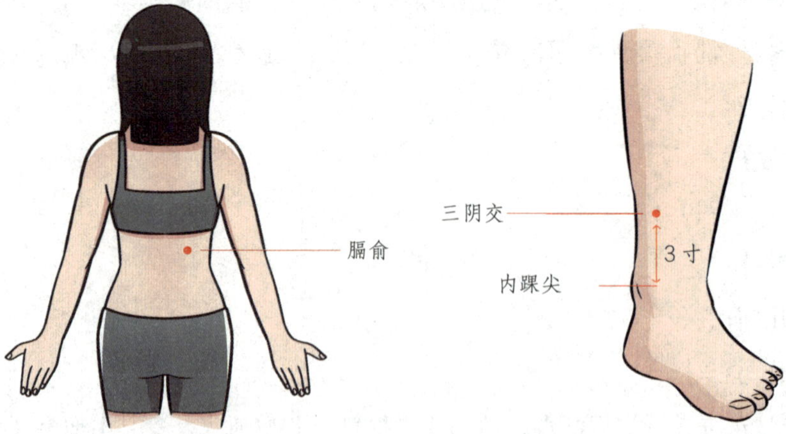

图 9-2　膈俞穴、三阴交穴

【针法】

针罐法。

【操作方法】

首先对穴位进行常规消毒，然后用三棱针点刺膈俞、三阴交穴，再用闪火法叩拔火罐，留罐5～10分钟。隔日1次，治疗至下次月经来潮时止。

崩漏

崩漏，是一种月经的周期、经期、经量发生严重失常的病证，多表现为月经量多，或时多时少，或日久淋漓不止。其中，大量出血者为“崩”；病势缓，出血量少，淋漓不绝者为“漏”。崩漏可发生于月经初潮后至绝经的任何年龄，可能会影响生育，危害健康。崩漏的病因病机多为肝肾虚热，或心脾气虚，或脾肾阳虚，导致冲任失调、封藏失职。

【选穴】

次髎穴、三阴交穴、太冲穴（图9-3）。

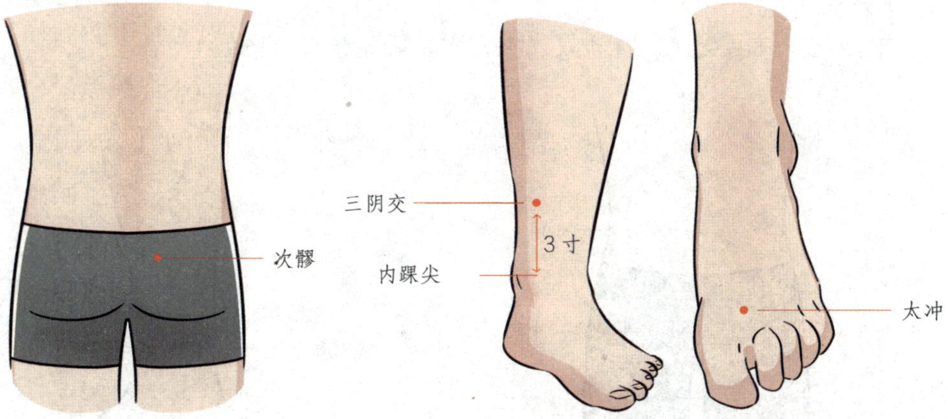

图 9-3 次髎穴、三阴交穴、太冲穴

【针法】

点刺放血法。

【操作方法】

首先对穴位进行常规消毒，然后用三棱针点刺次髎穴，挤出2～5滴血；对三阴交、太冲穴点刺出血，挤出4～6滴血。每周治疗1～2次。

盆腔炎

盆腔炎是妇科常见多发病，是指女性盆腔内生殖器官及其周围组织被细菌感染后引起的炎症病变。根据病因及症状的不同，可以分为寒湿内蕴和湿热内阻两种类型。

一、寒湿内蕴

【临床表现】

下腹部有冷痛感及下坠感，受凉后加重，遇暖缓解，带下增多，色白质稀，或见月经后期，量少色暗有块，腰骶酸痛。舌淡，或有淤点，苔白腻，脉沉迟。

【选穴】

中极穴、三阴交穴、肾俞穴、关元穴、阳陵泉穴（图9–4）。

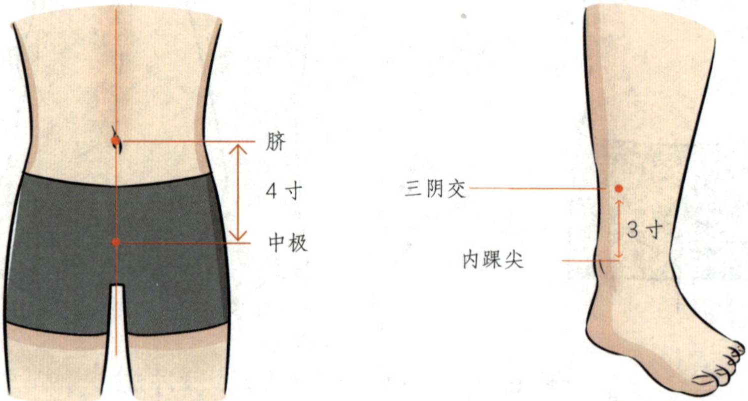

图 9–4　中极交、三阴交交、肾俞穴、关元穴、阳陵泉穴（待续）

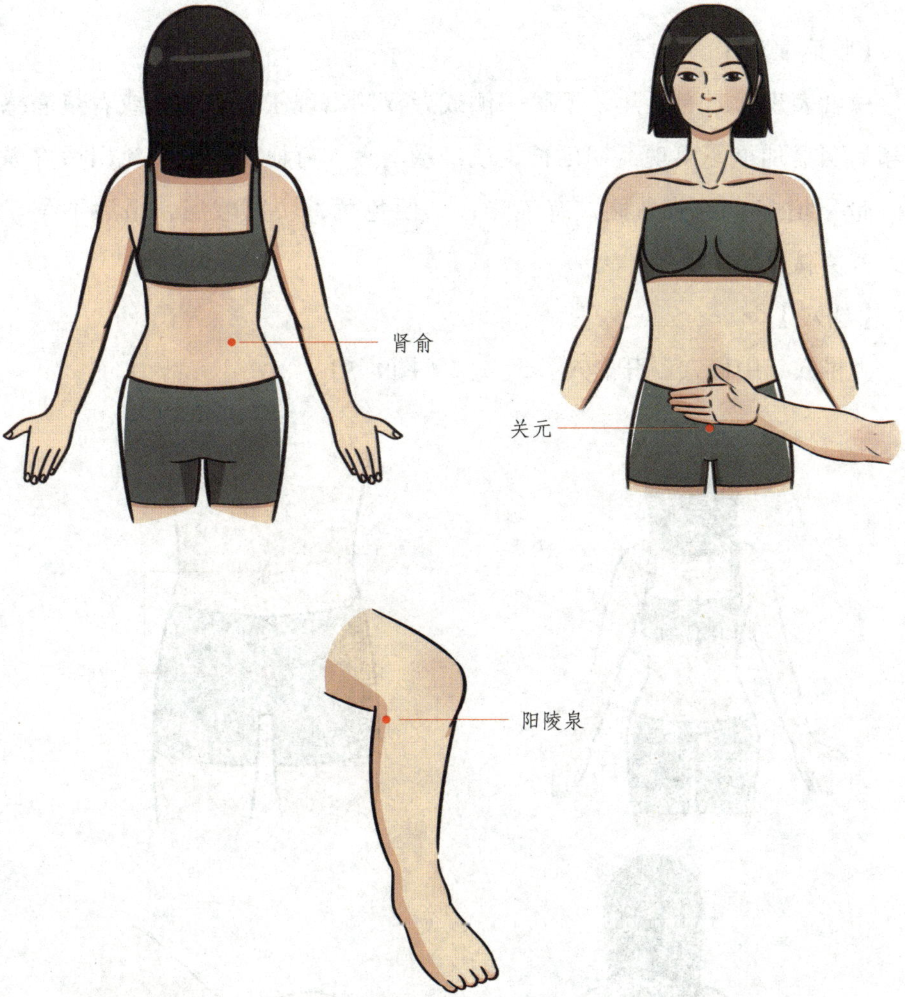

图9-4（续）

【针法】

针罐法。

【操作方法】

首先对穴位进行常规消毒，然后用三棱针在所选穴位上点刺出血。此外，在关元穴进行拔罐治疗，留罐10分钟。每日或隔日1次，中病即止。

二、湿热内阻

【临床表现】

患者表现为时有低热，下腹一侧或者双侧出现胀痛、刺痛或者热痛感，劳累后明显加重。出现经期延长，或经量增多，有血块，血块流出后疼痛减轻。带下增多，色黄黏稠，有气味，小便色黄，腰部酸痛，婚后不孕。舌红，苔黄腻，脉弦滑。

【选穴】

大椎穴、中极穴、肝俞穴、十宣穴（图9–5）。

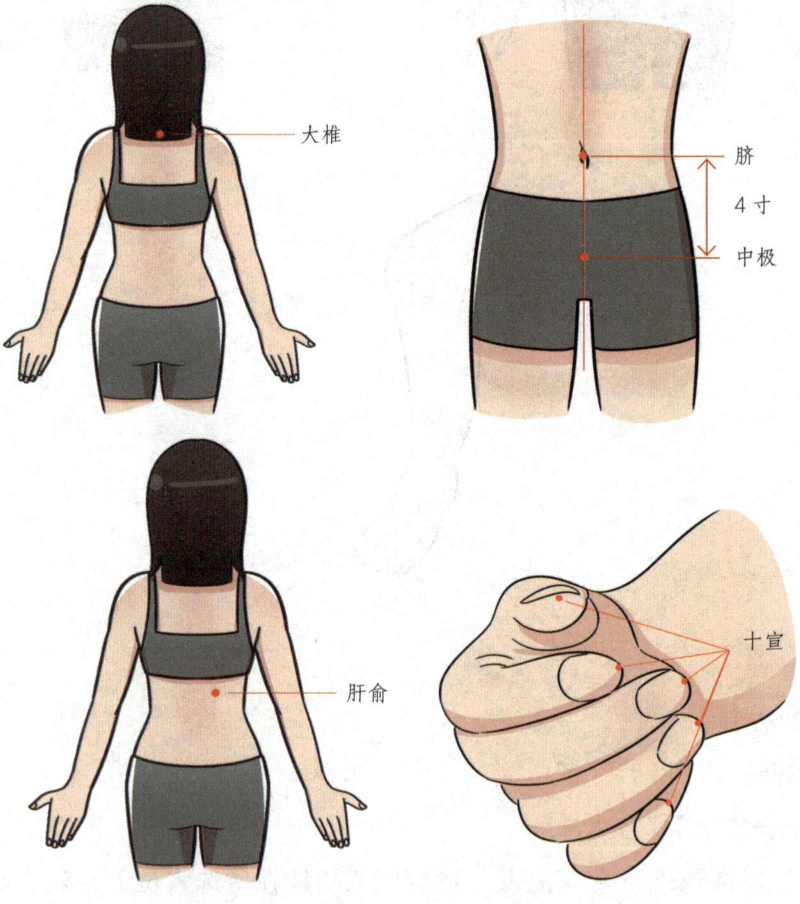

图 9–5　大椎穴、中极穴、肝俞穴、十宣穴

【针法】

点刺放血法、捏起放血法。

【操作方法】

首先对穴位进行常规消毒，然后用三棱针在大椎、中极和肝俞穴进行点刺放血；术者用左手的拇指和示指捏紧患者手指的十宣穴，右手用三棱针刺入穴位处皮肤，将针退出后立即用手挤压被刺处使其出血。

急性乳腺炎

急性乳腺炎是女性常见的疾病，绝大多数发生在哺乳期，且以初产妇为多。急性乳腺炎表现为乳房红肿热痛，可触摸到结块，拒按，有压痛；同时伴有恶寒、发热、周身不适等，中医称之为“乳痈”。

【治疗部位】

背后红斑。

【针法】

点刺放血法。

【操作方法】

背后红斑为乳腺炎在背后的反应点。首先对红斑处进行常规消毒，然后用三棱针对背后红斑点刺放血，挤出4～6滴血。

产后缺乳

产后缺乳是指女性产后第二、三天至半月内的乳汁甚少或乳汁难下、乳汁稀薄，不能满足婴儿的需要，产妇常伴有面色苍白或发黄、头晕目眩、心悸、失眠、胸闷、乳胀等症状。

【选穴】

少泽穴（图9–6）。

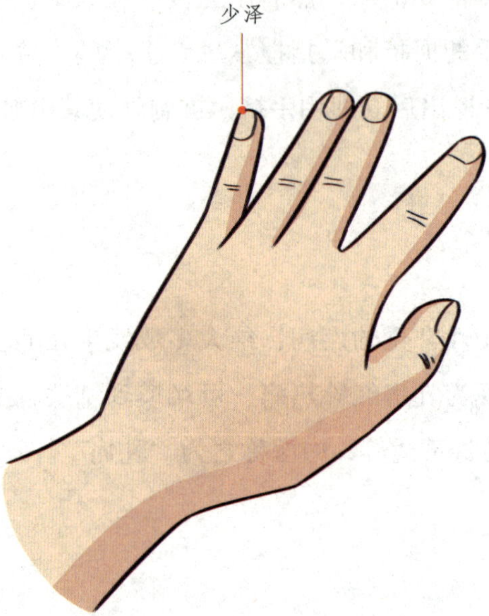

图 9–6　少泽穴

【针法】

点刺放血法。

【操作方法】

首先对穴位进行常规消毒，然后用三棱针点刺少泽穴放血，挤出4～6滴血。每日或隔日1次。

第十章　儿科疾病

小儿发热

小儿发热是指小儿体温升高，超出正常范围。小儿发热的原因较多，如小儿感受风寒，邪气束表，肺失宣达；饮食不节，贪食过多，食积内停，蕴积化热等。

【选穴】

大椎穴、耳尖穴、商阳穴（图10–1）。

【针法】

针罐法。

【操作方法】

首先对穴位进行常规消毒，然后用三棱针在所选穴位进行点刺放血，并在大椎穴加用拔罐疗法，留罐10分钟。每日或隔日1次，中病即止。

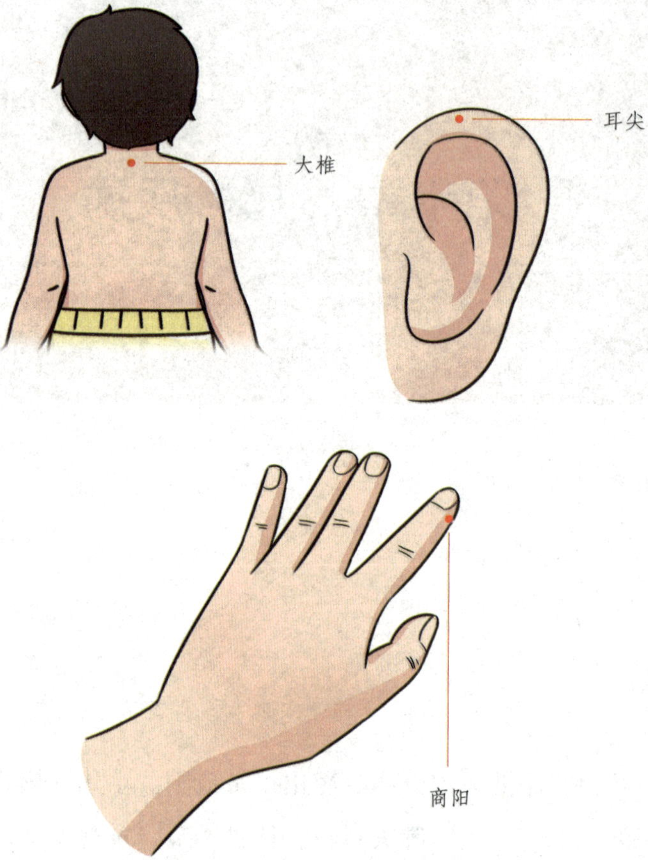

图 10-1　大椎穴、耳尖穴、商阳穴

小儿腹泻

小儿腹泻是以小儿大便次数增多，粪质稀薄，或粪便夹有未消化的食物残渣，或粪质如水样为主要临床表现的一种胃肠道疾病，夏秋季发病居多。现代医学儿科中的消化不良、急慢性肠炎属此类范围。根据病因和发病特点，可以将小儿腹泻分为外感风寒、脾胃有热和脾肾亏虚三种类型。

一、外感风寒

【临床表现】

患儿大便次数明显增多，伴有恶寒发热，鼻塞流涕，口不渴，舌淡红，舌苔白症状。

【选穴】

少商穴（图10–2）。

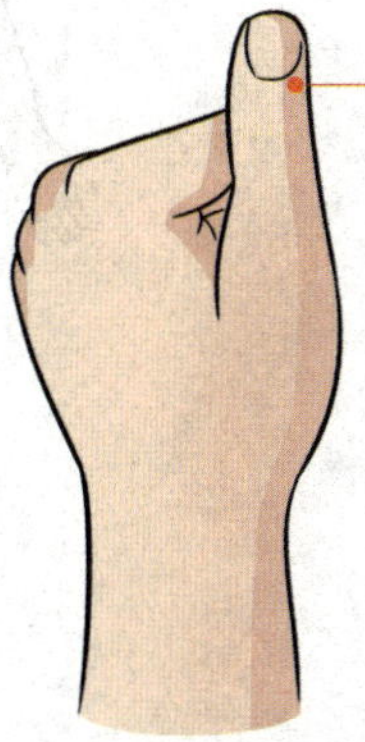

图 10–2　少商穴

【针法】

点刺放血法。

【操作方法】

首先对穴位进行常规消毒，然后用三棱针在上述部位点刺放血少许，两侧交替使用。每日1次，中病即止。

二、脾胃有热

【临床表现】

患儿大便次数增多，大便如蛋花样，或呈黄绿色粪便，伴有恶臭，呕吐，口渴，舌红，舌苔黄症状。

【选穴】

足三里穴、脾俞穴、胃俞穴（图10–3）。

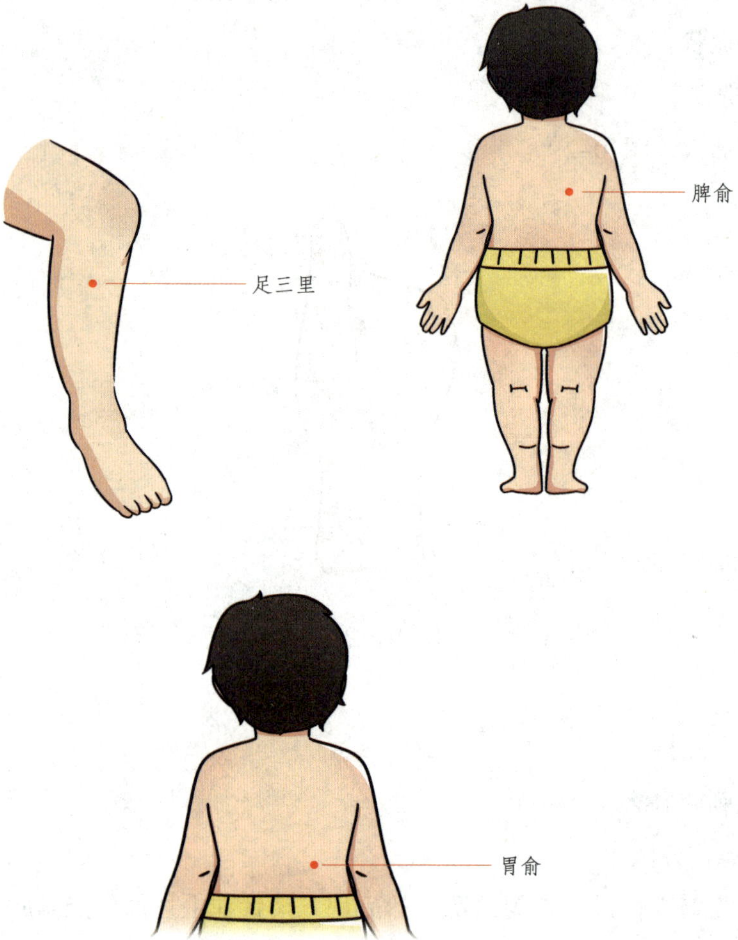

图 10-3　足三里穴、脾俞穴、胃俞穴

【针法】

点刺放血法。

【操作方法】

首先对穴位进行常规消毒，然后用三棱针在上述穴位点刺放血少许。每日1次，中病即止。

三、脾肾亏虚

【临床表现】

大便次数明显增多，时泻时止，或晨起便溏，或便中夹有未消化的食物，腹隐痛，腹胀，体瘦乏力，畏寒，四肢冷，面色淡白或萎黄，舌淡胖，舌边有齿痕，苔薄白。

【选穴】

足三里穴、天枢穴、神阙穴（图10-4）。

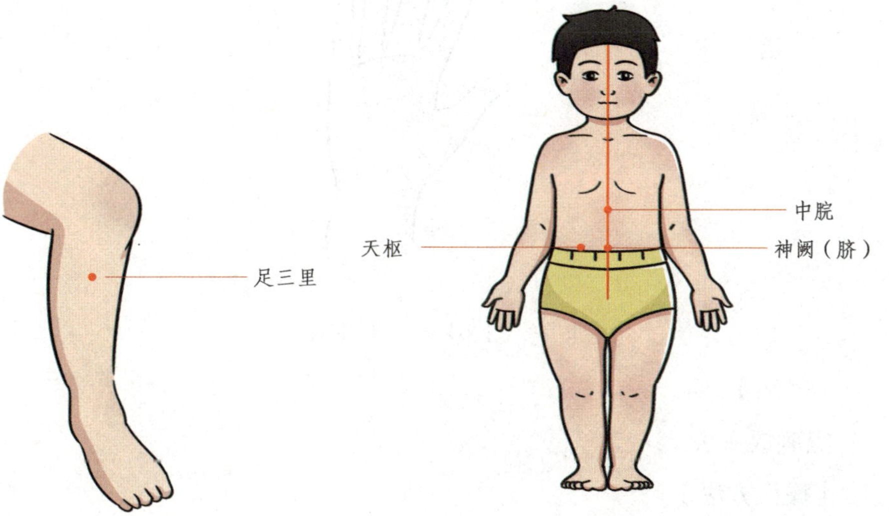

图 10-4 足三里穴、天枢穴、中脘穴、神阙穴

【针法】

点刺放血法。

【操作方法】

首先对穴位进行常规消毒，然后用三棱针在足三里穴点刺放血少许，并在天枢穴及神阙穴上进行艾灸治疗，时间为10分钟。每日1次，中病即止。

小儿夜啼

小儿夜啼是指小儿白天能安静入睡，但是每夜啼哭，甚至通宵达旦，多见于新生儿。小儿夜啼的病因病机多为孕母素体虚寒、恣食生冷，胎禀不足，脾寒内生；因护理不当，腹部中寒；用冷乳哺食，中阳不振，以致寒邪内侵，凝滞气机，不通则痛，因痛而啼等。

【选穴】

中冲穴（图10–5）。

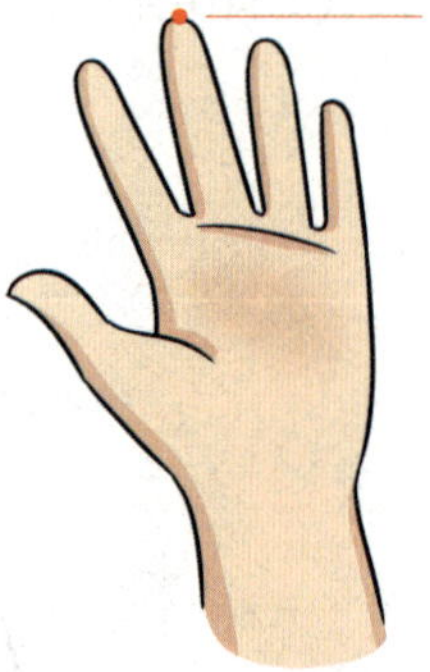

图 10–5　中冲穴

【针法】

点刺放血法。

【操作方法】

首先对穴位进行常规消毒，然后用三棱针点刺中冲穴，挤出3～5滴血即可。一般1次治疗即有效，如效果欠佳，可第二天再针1次。

小儿疳积

小儿疳积的主要临床表现为恶心呕吐、不思饮食、腹泻、睡眠质量差、手足心发热、口渴、大便时干时稀、面黄肌瘦、头发稀疏、头大颈细、脐突出、精神萎靡。小儿疳积的病因病机多为饮食不节，食滞内停；外感寒湿之邪，以致胃失和降，脾失健运；脾胃虚弱，升降失常等。

【选穴】

四缝穴（图10–6）。

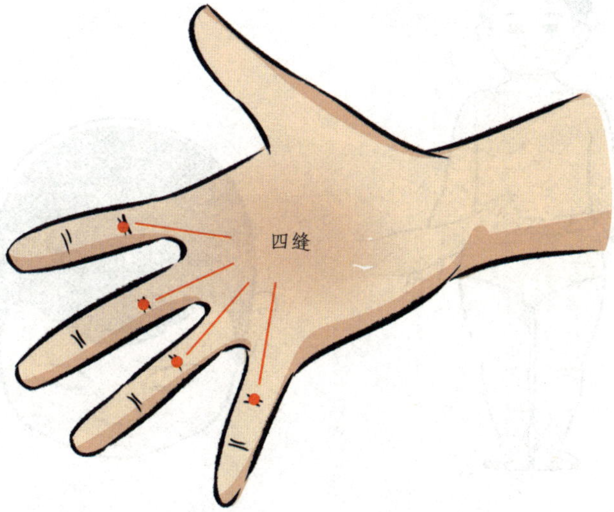

图 10–6 四缝穴

【针法】

点刺放血法。

【操作方法】

首先对穴位进行常规消毒，然后用三棱针点刺四缝穴放血，可挤出少许白色透明样黏液。每周1次，3次为1疗程。

小儿遗尿

遗尿，俗称“尿床”，通常指3岁以上的小儿在睡眠中不自主地排尿。正常情况下，儿童从3～4岁开始就可控制排尿，如果随着年龄增长仍经常尿床，医学上称为“遗尿症”。遗尿多与肾气不足、肺脾亏虚、湿热蕴结膀胱等因素有关。

【选穴】

关元穴、百会穴、肾俞穴、命门穴、神阙穴（图10–7）。

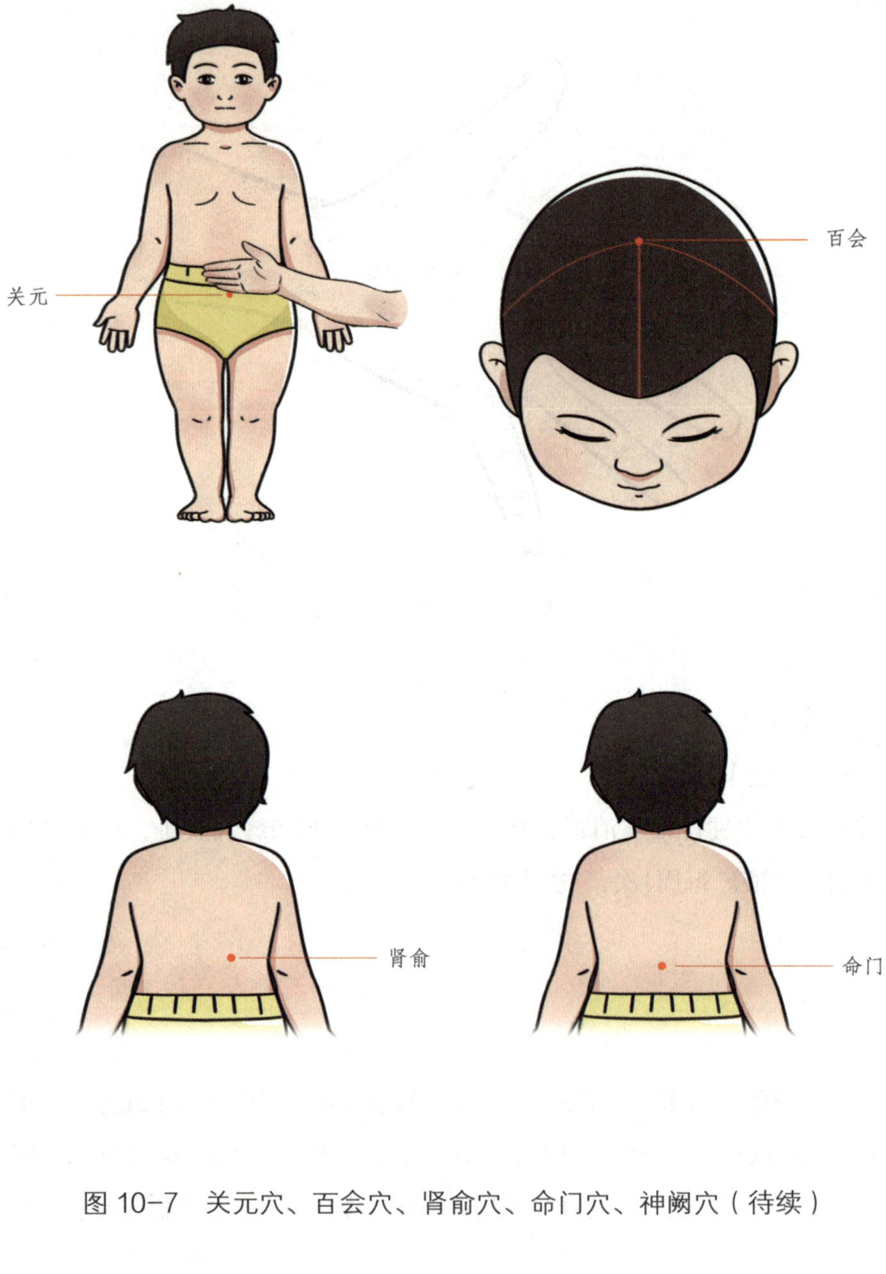

图 10–7　关元穴、百会穴、肾俞穴、命门穴、神阙穴（待续）

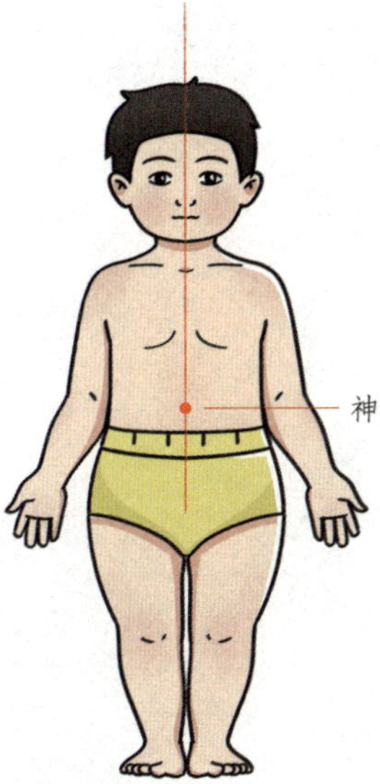

图 10-7 （续）

【针法】

点刺放血法。

【操作方法】

首先对穴位进行常规消毒，然后用三棱针在关元、肾俞、命门穴上进行点刺放血，一般以挤出3～5滴血为宜，并用艾条于关元、百会、肾俞、命门、神阙等穴位上各悬灸10分钟。隔日1次，中病即止。

第十一章　皮肤科疾病

痤疮

痤疮是一种常见的炎性皮脂毛囊疾病，又被称为“粉刺”“青春痘”，好发于青春期，男女皆可发病。痤疮的主要表现为面部或前胸和后背出现大小不一的丘疹，或小如粟米，或大如黄豆，严重者可有脓疱、硬结，有红肿、压痛。痤疮处理方法不正确，会有结疤的风险。本病的病因病机多为饮食不节，过食肥甘厚味，以致湿热蕴积肠胃，湿热之邪上达头面；肺热壅盛，聚热成邪；体内血热，外受冷水渍洗，以致血受寒则凝，经络不通等。

【选穴】

大椎穴、肺俞穴、膈俞穴（图11–1）。

【针法】

针罐法。

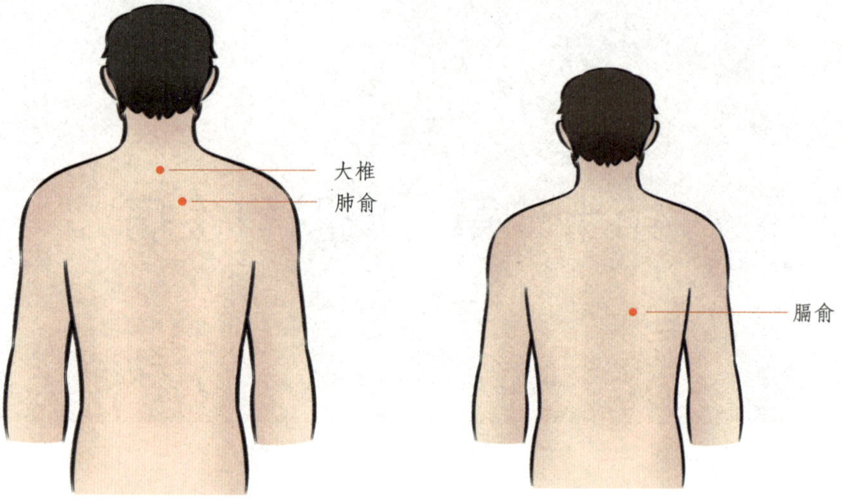

图 11-1　大椎穴、肺俞穴、膈俞穴

【操作方法】

首先对穴位进行常规消毒，然后用三棱针或皮肤针快速点刺大椎、肺俞、膈俞穴，出血后进行拔罐治疗，停止出血后起罐，用酒精棉球擦净血迹即可。每3日治疗1次。

荨麻疹

荨麻疹又被称为“风疹块”“鬼风疙瘩”“风瘙瘾疹”，是一种常见的过敏性皮肤病。荨麻疹的主要临床表现为局限性的风疹块，可能稀疏散在，也可能融合成片，色泽鲜红、淡红或瓷白，突然出现并快速消失，消失后不留任何痕迹，伴有剧烈的瘙痒感和烧灼感。

【选穴】

曲池穴、血海穴（图11-2）。

【针法】

针罐法。

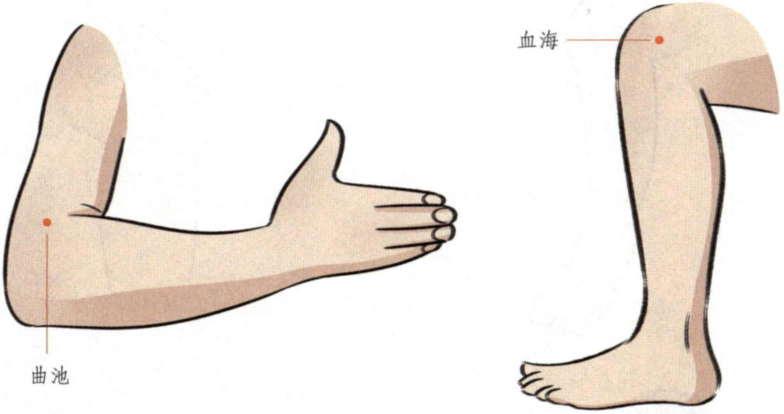

图 11-2 曲池穴、血海穴

【操作方法】

首先对穴位进行常规消毒，然后用三棱针点刺曲池、血海穴，再进行拔罐治疗，留罐时间为5～10分钟，起罐后用酒精棉球擦净血迹。每日治疗1次。

湿疹

湿疹是一种常见的炎症性皮肤病，以瘙痒、糜烂、渗液、结痂等为主要表现。现代医学认为，湿疹与变态反应有一定关系。湿疹表现为不规则的皮疹，以丘疹和疱疹为主，多有渗出液。湿疹没有特定的好发人群和季节。

处方一

【选穴】

足三里穴、阴陵泉穴、大椎穴、曲池穴（图11-3）。

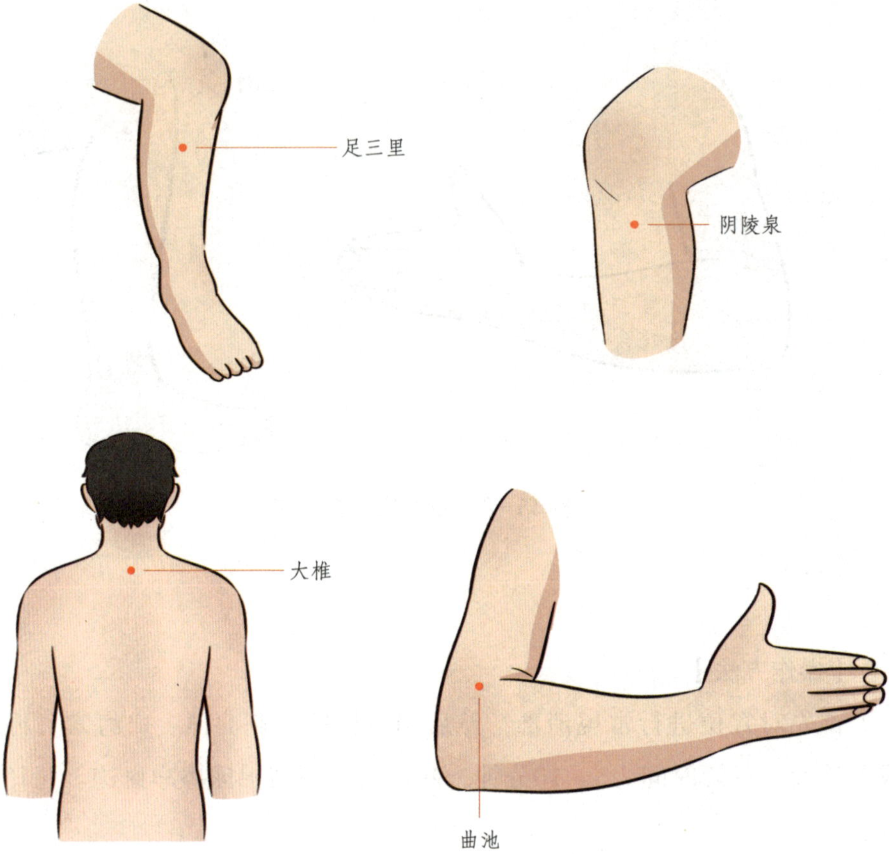

图 11-3　足三里穴、阴陵泉穴、大椎穴、曲池穴

【针法】

点刺放血法。

【操作方法】

首先对穴位进行常规消毒，然后用三棱针分别点刺足三里、阴陵泉、大椎、曲池穴。每日或隔日治疗1次，中病即止。

处方二

【选穴】

阿是穴，即湿疹部位。

【针法】

针罐法。

【操作方法】

首先对穴位进行常规消毒，然后根据皮损的范围，用三棱针点刺5～10下，再进行拔罐治疗，留罐时间5～10分钟。隔日治疗1次，5次为1个疗程。

带状疱疹

带状疱疹是由水痘–带状疱疹病毒感染引起的急性炎症性皮肤疾病。其主要特点是密集水疱沿周围神经呈带状分布，多发生在单侧胁肋、胸腰部，患处痛感明显，如针刺火燎，因此，也被称为“蛇串疮”“缠腰火丹”“缠腰龙”。带状疱疹患者一般来说对该病毒终身免疫，但是也有反复多次发作者。

【选穴】

阿是穴，即疱疹群间的正常皮肤。

【针法】

点刺放血法。

【操作方法】

首先对皮肤进行常规消毒，然后用三棱针点刺阿是穴，令其出血。每日治疗1次，5次为1个疗程。

斑秃

斑秃主要表现为头发突然成片脱落，脱落处边界清晰、边缘整齐，头皮光滑发亮，因此，也被称为“油风”“鬼舐头”“油风秃”“鬼剃头”“圆秃”。此外，斑秃常伴有头皮发痒、发痛、发麻，严重者还会出现整个头皮的毛发全部脱落（即“全秃”），或者全身所有毛发（包括眉毛、胡须、腋毛、阴毛等）脱落（即“普秃”）的症状。一般认为，斑秃是自身免疫性疾病。

【选穴】

阿是穴，即发生斑秃的位置。

【针法】

密刺放血法。

【操作方法】

首先对皮肤进行常规消毒，然后用梅花针从脱发区边缘开始向中心叩刺，叩至皮肤发红或出现散在出血点为度，将血迹擦干后，再用生姜片擦拭。每3天治疗1次，10次为1个疗程。

皮肤瘙痒症

皮肤瘙痒症是指自觉身体某处或全身瘙痒，但并无任何疹疥，夜晚瘙痒感更严重。由于不断地搔抓，瘙痒处会出现抓痕、血痂、色素沉着等继发损伤。目前，皮肤瘙痒症的病因不明，成人（尤其老年人）多发。

【选穴】

膈俞穴、血海穴、风门穴、大椎穴（图11–4）。

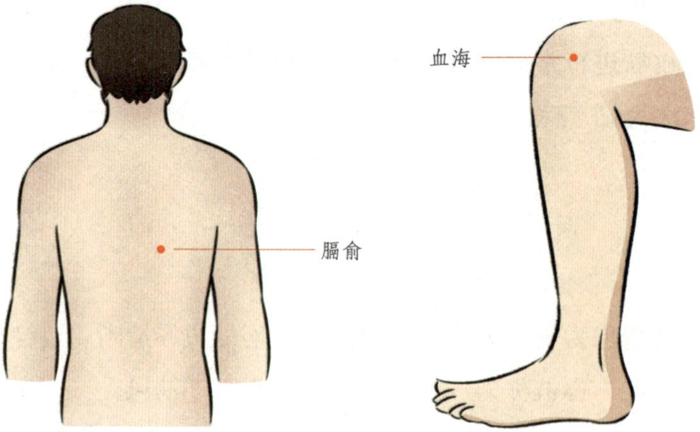

图 11–4　膈俞穴、血海穴、风门穴、大椎穴（待续）

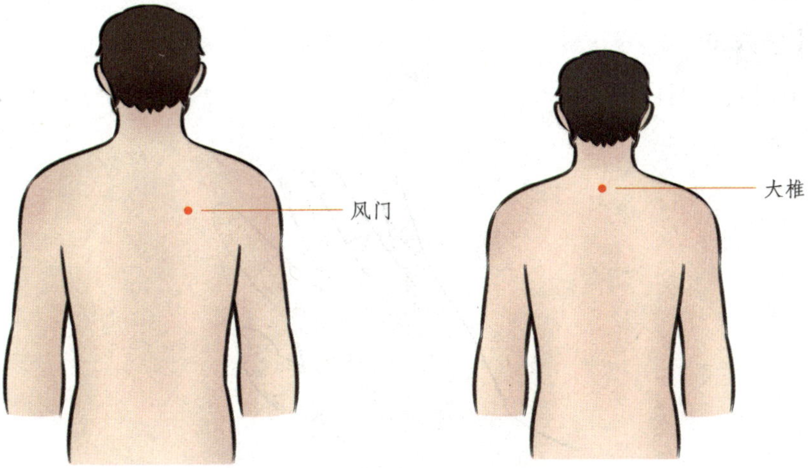

图 11-4（续）

【针法】

针罐法。

【操作方法】

首先对穴位进行常规消毒，然后用三棱针分别点刺膈俞、血海、风门、大椎穴，再进行拔罐治疗，留罐5～10分钟。每日治疗1次，10次为1个疗程。

白癜风

白癜风是一种比较常见的后天黑色素脱失性皮肤病。白癜风的临床表现为皮肤出现大小不等、形态不一、数目不定、边缘清晰的白斑。白斑可能会出现在全身的任何部位，白斑内的毛发也可能会变白。白癜风的病因病机多为风邪侵袭，腠理不密，闭阻经络，气血失和；七情不遂，肝气郁滞，血运不畅，肌肤失养；跌仆损伤，瘀血阻络，肤失濡养等。

处方一

【选穴】

中魁穴（图11–5）。

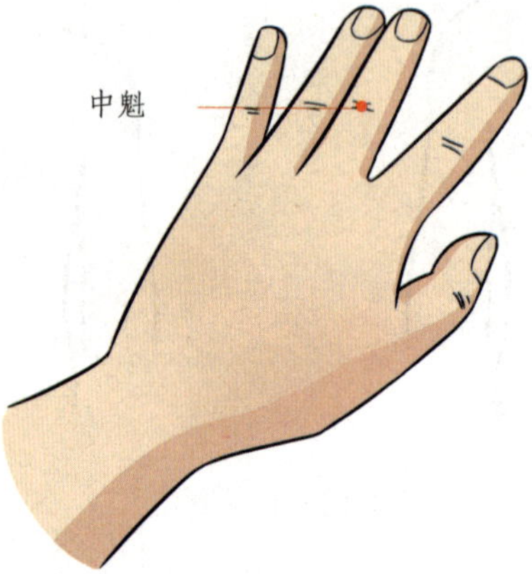

图 11–5　中魁穴

【针法】

点刺放血法。

【操作方法】

首先对穴位进行常规消毒，然后用三棱针点刺中魁穴，挤出4～6滴血，隔日治疗1次。

处方二

【选穴】

阿是穴，即患处皮肤。

【针法】

密刺放血法。

【操作方法】

首先对皮肤进行常规消毒，然后用梅花针从患处边缘开始向中心叩刺，叩至皮肤发红隐隐出血为度，最后将血迹擦干。隔日治疗1次，10次为1个疗程。

第十二章　五官科疾病

目赤肿痛

目赤肿痛也被称为流行性结膜炎，还被称为“赤眼”“风火眼”“天行赤眼”，民间俗称“红眼病”。其主要表现为眼睛发红，灼痒疼痛，有黏性分泌物。一般一眼先发，也可能双眼同时发病，春、夏两季多发。目赤肿痛的病因病机多为外感时疫、素体阳盛等导致脏腑积热，循经上扰于日。张子和曰：“治目暴赤肿隐涩难开者，以三棱针，刺前顶百会穴，出血大妙。”

处方一

【选穴】

百会穴。

【针法】

点刺放血法（图12–1）。

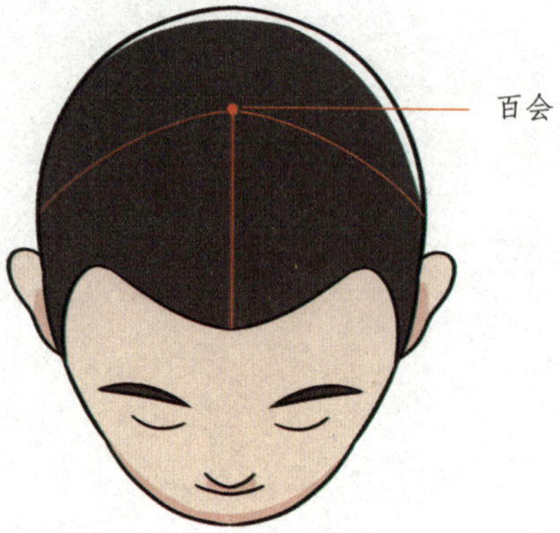

图 12-1　百会穴

【操作方法】

首先对穴位进行常规消毒，然后用三棱针点刺百会穴，挤出1～2滴血，并用消毒棉签按压针孔。每日治疗1次，3次即可。

处方二

【选穴】

太阳穴、攒竹穴、瞳子髎穴（图12-2）。

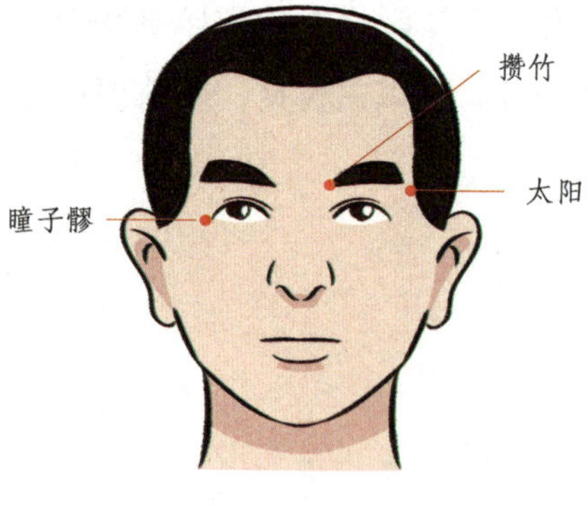

图 12-2　太阳穴、攒竹穴、瞳子髎穴

【针法】

针罐法、捏起放血法。

【操作方法】

首先对穴位进行常规消毒，然后用三棱针点刺太阳穴，并进行拔罐治疗，留罐时间为5～10分钟。用一只手捏起攒竹穴和瞳子髎穴处皮肤，另一只手用三棱针快速点刺，挤出1～2滴血，并用消毒棉签按压针孔。每日治疗1次，3次即可。

咽喉肿痛

咽喉肿痛，多属于中医学“喉痹”“乳蛾”等病的范畴，是临床常见症状。咽喉肿痛的主要表现为咽喉一侧或双侧红肿疼痛，或微痛而有烧灼感。咽喉肿痛的病因病机多为外感风热、嗜食辛辣或久病体虚等导致风火热毒蕴结于咽喉等。

【选穴】

尺泽穴、少商穴、大椎穴、肺俞穴（图12–3）。

【针法】

点刺放血法。

【操作方法】

首先对穴位进行常规消毒，然后用三棱针分别点刺尺泽、少商、大椎、肺俞穴，挤出少许血液。每日治疗1次，中病即止。

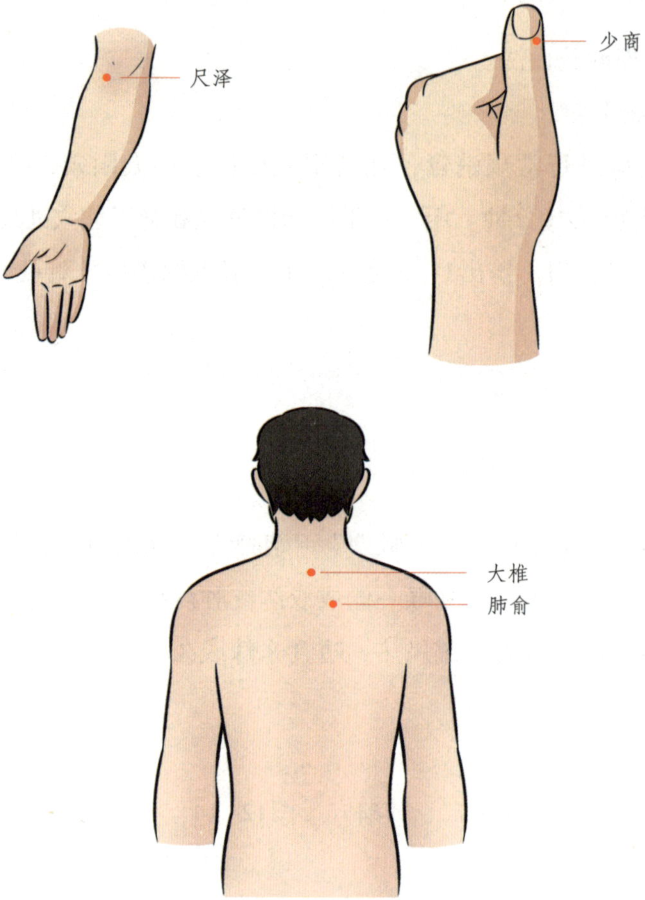

图 12-3　尺泽穴、少商穴、大椎穴、肺俞穴

酒渣鼻

酒渣鼻又被称为“玫瑰痤疮”，是一种发生于面中部的慢性炎症性疾病，通常表现为鼻部发红，出现紫红色粟疹脓疱，状如酒糟，因此，民间又称酒渣鼻为“酒糟鼻”。酒渣鼻多见于30～50岁的成人，其中女性多于男性。酒渣鼻的病因病机多为饮酒过度，嗜食辛辣，肠胃积热，热气上蒸于鼻

窍，瘀阻血脉等。

处方一

【选穴】

阿是穴，即患处。

【针法】

针罐法。

【操作方法】

首先对皮肤进行常规消毒，然后用三棱针点刺阿是穴，挤出4～6滴血。隔日治疗1次，10次为1个疗程。

处方二

【选穴】

大椎穴、肺俞穴、膈俞穴、胃俞穴（图12-4）。

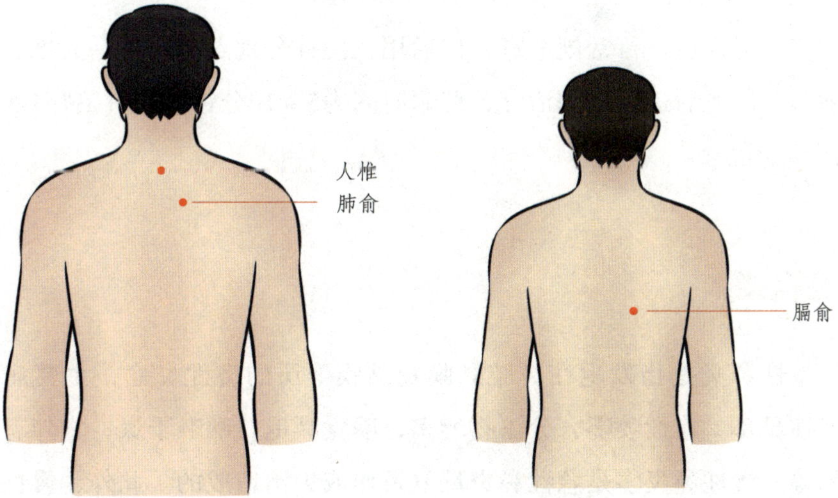

图 12-4　大椎穴、肺俞穴、膈俞穴、胃俞穴（待续）

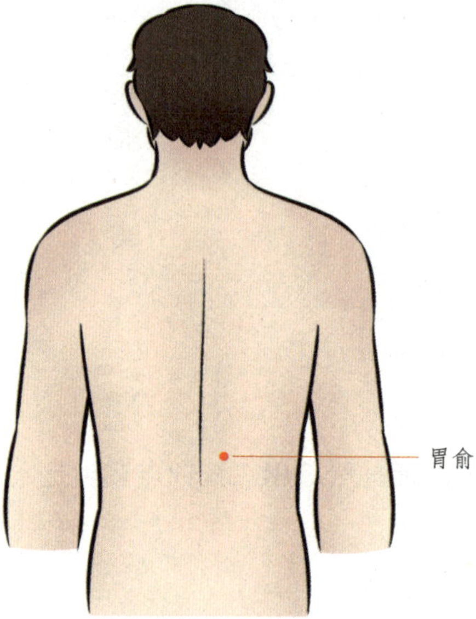

图 12-4 （续）

【针法】

针罐法。

【操作方法】

首先对穴位进行常规消毒，然后用三棱针分别点刺肺俞、大椎、膈俞及胃俞穴，出血后进行拔罐治疗，留罐时间为5～10分钟。隔日治疗1次，10次为1个疗程。

慢性鼻炎

慢性鼻炎是指发生在鼻腔黏膜及黏膜下层的慢性炎症，主要症状包括突发性鼻痒，连续喷嚏，分泌物增多，嗅觉减退，咽喉干燥，常伴有头痛、头晕等。慢性鼻炎多是急性鼻炎反复发作或失治造成的。此外，慢性扁桃体炎、鼻中隔偏曲、鼻窦炎，有害气体、粉尘、花粉等长期刺激，也可能会引发本病。慢性鼻炎一般分为风邪犯肺型和胆经热盛型。

【选穴】

阿是穴，即患处皮肤。

【针法】

密刺放血法。

【操作方法】

首先对皮肤进行常规消毒，然后用梅花针从患处边缘开始向中心叩刺，叩至皮肤发红。

重舌

重舌，又被称为“子舌”“重舌风”“莲花舌”，主要表现为舌下血脉红紫肿胀，似舌下又生小舌，状如莲花，影响吞咽功能，导致言语表达不清，日久溃腐。重舌的病因病机多为心脾湿热，复感风邪，邪气相搏，循经上结于舌。西医中舌下腺炎、舌下间隙感染等可以参考此病。在《辨舌指南》中曾记载“小儿重舌，用三棱针于舌下紫筋刺出血即愈”。

【选穴】

海泉穴、金津穴、玉液穴（图12-5）。

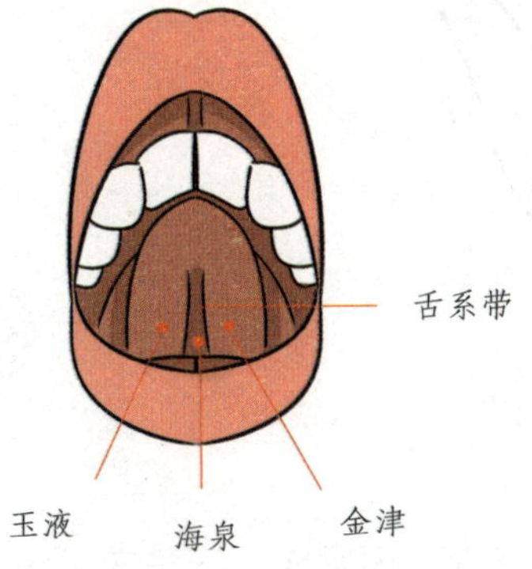

图 12-5　海泉穴、金津穴、玉液穴

【针法】

点刺放血法。

【操作方法】

首先对穴位进行常规消毒，然后用三棱针点刺海泉穴。每日治疗1次，中病即止。

牙痛

牙痛是口腔疾患中最常见的症状。牙痛的病因多为风热外袭、胃火炽盛等导致火邪循经上炎或胃阴不足致虚火上炎。

【选穴】

合谷穴、内庭穴、下关穴、颊车穴（图12-6）。

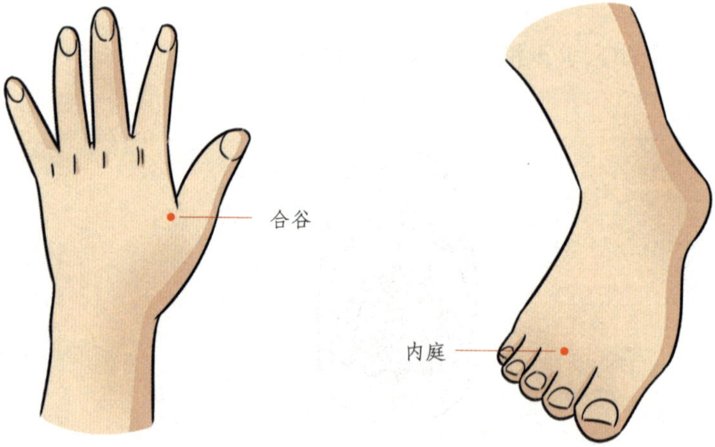

图 12-6　合谷穴、内庭穴、下关穴、颊车穴（待续）

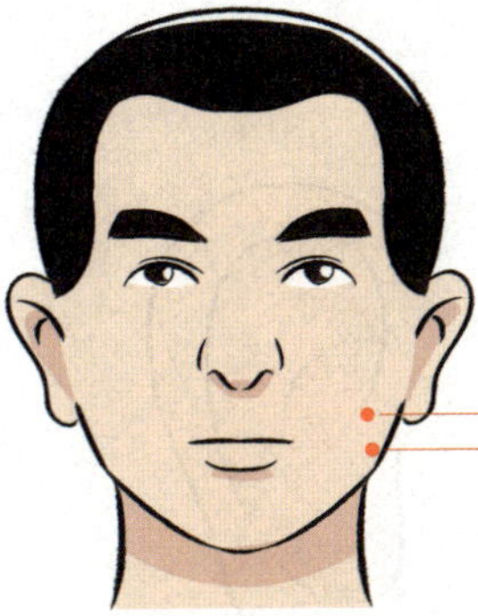

图 12-6（续）

【针法】

点刺放血法。

【操作方法】

首先对穴位进行常规消毒，然后用三棱针在合谷、内庭、下关和颊车穴上做快速直刺，挤出4～6滴血。每日1次，2日即可。

扁桃体炎

扁桃体炎是指因咽喉部淋巴组织受到感染而引起的一种炎性疾病，具有传染性，多发于儿童和青少年，属于中医学“乳蛾”的范畴。其临床表现主要为扁桃体一侧或双侧红肿疼痛，吞咽困难，常伴有发热、咳嗽等症状。扁桃体炎的病因病机多为风热相搏、上蒸咽喉或者素体虚弱、虚火上炎。在《扁鹊神应针灸玉龙经》中，曾有“乳蛾之症更希奇，急用金针病可医。若使迟延难整治，少商出血始相宜”的记载，即用三棱针刺少商穴以应急。

【选穴】

大椎穴、耳尖穴、少商穴（图12-7）。

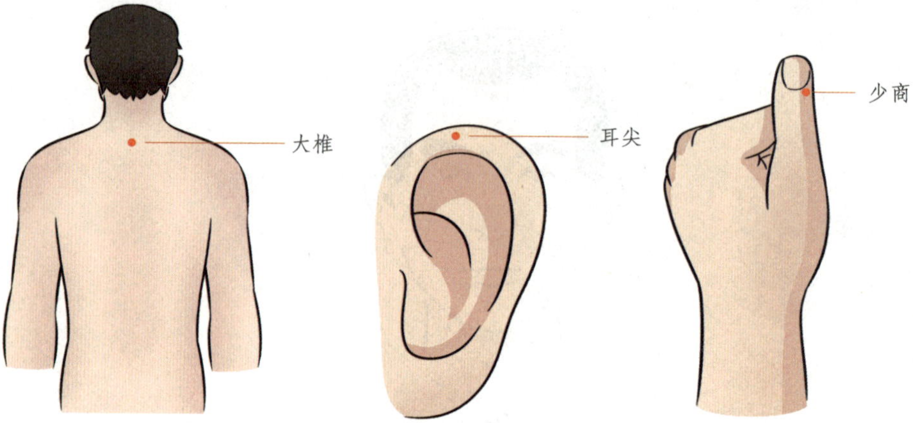

图 12-7　大椎穴、耳尖穴、少商穴

【针法】

点刺放血法、针罐法。

【操作方法】

首先对穴位进行常规消毒，然后用三棱针在大椎、耳尖及少商穴进行点刺放血，并且对大椎穴进行拔罐治疗，留罐时间为5～10分钟。每日或隔日1次，中病即止。

第十三章　骨科疾病

落枕

落枕又被称为“失枕”，睡眠时姿势不良、枕头高度不适，会使头颈长时间处于过伸或过屈状态，均可引起颈部一侧肌肉紧张、颈部气血运行不畅、局部疼痛不适、动作明显受限等。

【选穴】

阿是穴。

【针法】

针罐法。

【操作方法】

首先对患部进行常规消毒，然后用梅花针中度叩刺，以局部出血为度。然后进行拔罐治疗，留罐5～10分钟，再用酒精棉球擦干血迹。急性期每日1次，中病即止。

颈椎病

颈椎病的主要表现为颈肩疼痛、头晕头痛、上肢麻木、肌肉萎缩，严重者出现双下肢痉挛、行走困难，甚至四肢麻痹、大小便障碍、瘫痪等症状。颈椎病属于中医学中“痹证”的范畴，与性别无关，可发生于任何年龄，以40岁以上的人群为多。

【选穴】

阿是穴、大椎穴、风门穴（图13-1）。

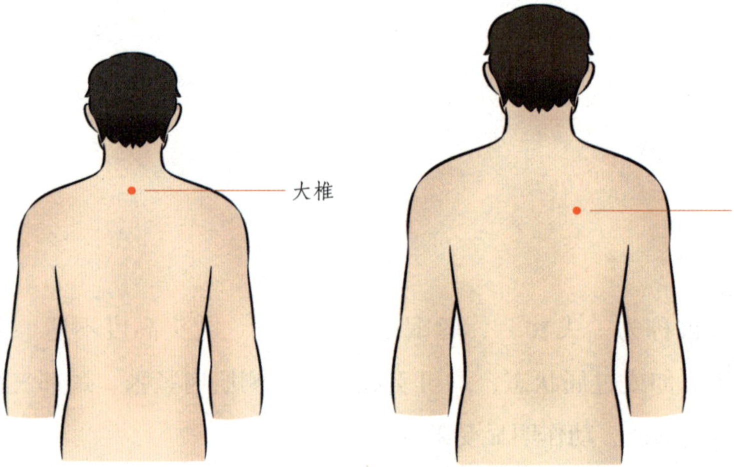

图 13-1　大椎穴、风门穴

【针法】

针罐法。

【操作方法】

患者取俯卧位或坐位。首先对穴位进行常规消毒，然后以皮肤针重点叩刺颈肩部明显的压痛点，至皮肤轻微出血后，再叩刺至大椎和风门穴，至皮肤轻微出血为度，然后在叩刺部位进行拔罐治疗，留罐5～10分钟。治疗后应叮嘱患者当日禁止沐浴。每周治疗2次，5次为1个疗程。

肩周炎

肩周炎是肩关节周围软组织的一种退行性炎性疾病。肩周炎非常常见，又称“漏肩风”“肩凝风”“冻结肩”“五十肩”。此病多发于50岁左右的中年人而又被称为“五十肩”；因肩周炎患者自觉有冷气进出肩部而又被称为“漏肩风”。此病初起时，患者肩部呈阵发性疼痛，多数为慢性发作，气候变化或劳累常使疼痛加重，疼痛可向颈项及上肢（特别是肘部）扩散，常伴有凉感、僵硬感。当肩部偶然受到碰撞或牵拉时，常可引起撕裂样剧痛。

【选穴】

阿是穴、尺泽穴（图13–2）。

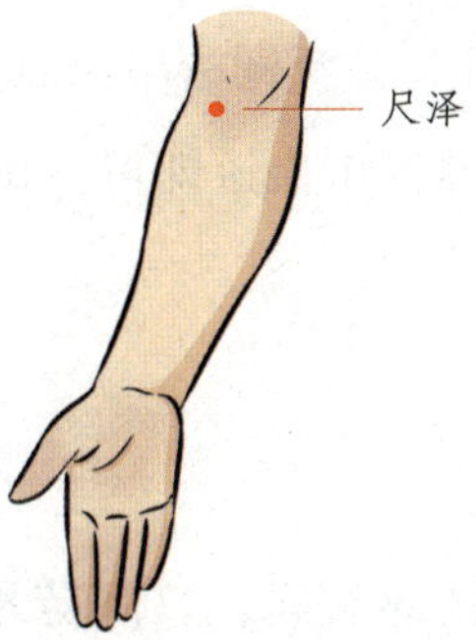

图 13–2　尺泽穴

【针法】

密刺放血法、点刺放血法、针罐法。

【操作方法】

患者取坐位。首先取患者肩部最明显的压痛点1～2处，进行常规消毒，然后用梅花针向四周放射状重度叩刺，以全部渗血为度，并且用三棱针点刺尺泽穴，最后进行拔罐治疗，留罐时间为5～10分钟。每日或隔日1次，5次为1个疗程。

急性腰扭伤

急性腰扭伤以腰部一侧或双侧剧烈疼痛，活动受限，不能翻身、坐立和行走，常保持一定强迫姿势以减少疼痛为主要表现。舌暗红或有瘀点，舌苔薄，脉弦紧。此病在青壮年体力劳动者中比较常见。

【选穴】

阿是穴。

【针法】

针罐法。

【操作方法】

患者取俯卧位。首先对患处进行常规消毒，然后用梅花针对压痛点做环形叩刺（叩刺范围大于痛点即可），至稠密出血点为度，再进行拔罐治疗，留罐5～10分钟，起罐后用酒精棉球擦干血迹即可。每日1次，2～3次为1个疗程。

腰肌劳损

腰肌劳损的主要症状是腰部酸痛，日间劳累使其加重，休息后可减轻。此病的病因病机多为年老体虚、禀赋不足或后天烦劳过度、房劳内伤等因素导致肝肾亏虚、络脉痹阻。

【选穴】

阿是穴、相应夹脊穴、背俞穴。

【针法】

针罐法。

【操作方法】

患者取俯卧位，背、腰部肌肉放松。首先对穴位进行常规消毒，然后用消毒后的皮肤针在腰部压痛点、相应夹脊穴、背俞穴周围均匀叩刺，力量适中，以皮肤渗血为度，再进行拔罐治疗，留罐5～10分钟，拔罐时动作要快。

隔日1次，5次为1个疗程。

坐骨神经痛

坐骨神经痛是坐骨神经根受压所致，以疼痛放射至一侧或双侧臀部、大腿后侧为主要特征，痛感可因咳嗽、打喷嚏、弯腰、举重物而加重。这种痛感呈现多样化，可能是锐痛，也可能是钝痛、刺痛、灼痛。疼痛可由坐骨神经本身病变或脊椎病变引起，一般分为根性疼痛（继发性）和干性疼痛（原发性）两种。

一、根性疼痛

【临床表现】

患者一侧或者双侧的臀部、大腿后侧疼痛，多伴有腰椎叩击痛，疼痛可因咳嗽、打喷嚏、弯腰等的动作而明显加重，或者伴有小腿外侧、足背皮肤感觉明显减弱。

【选穴】

肾俞穴、大肠俞穴、环跳穴、阳陵泉穴、委中穴（图13–3）。

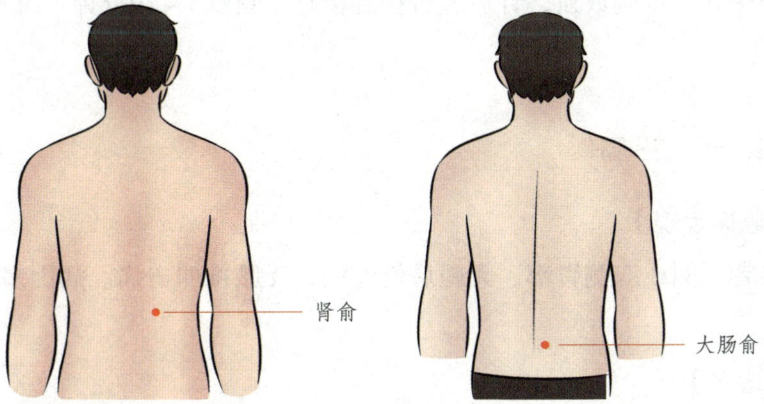

图 13–3 肾俞穴、大肠俞穴、环跳穴、阳陵泉穴、委中穴（待续）

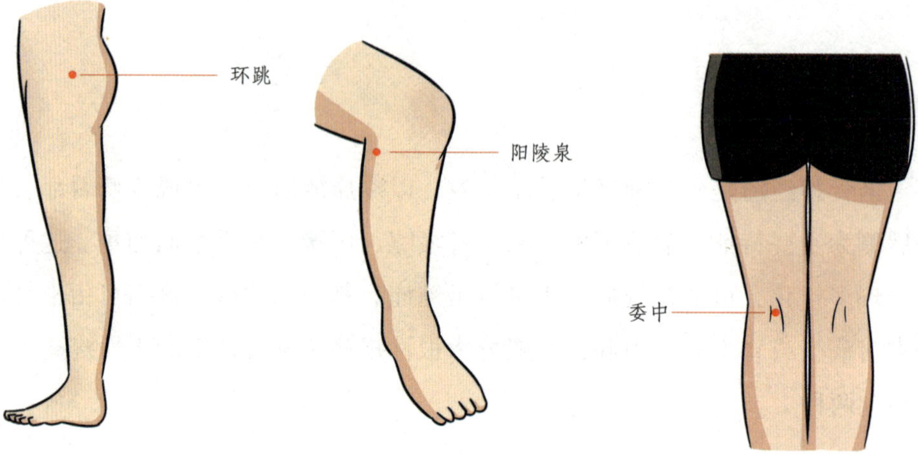

图 13-3 （续）

【针法】

针罐法。

【操作方法】

首先对穴位进行常规消毒，然后用三棱针在肾俞、大肠俞、环跳、阳陵泉和委中穴上点刺放血，针后进行拔罐治疗，留罐5～10分钟。每日1次，中病即止。

二、干性疼痛

【临床表现】

患者一侧或双侧臀部、大腿后侧疼痛，无腰椎叩击痛。病因多为坐骨神经发炎。

【选穴】

委中穴、承山穴、昆仑穴、肾俞穴（图13-4）。

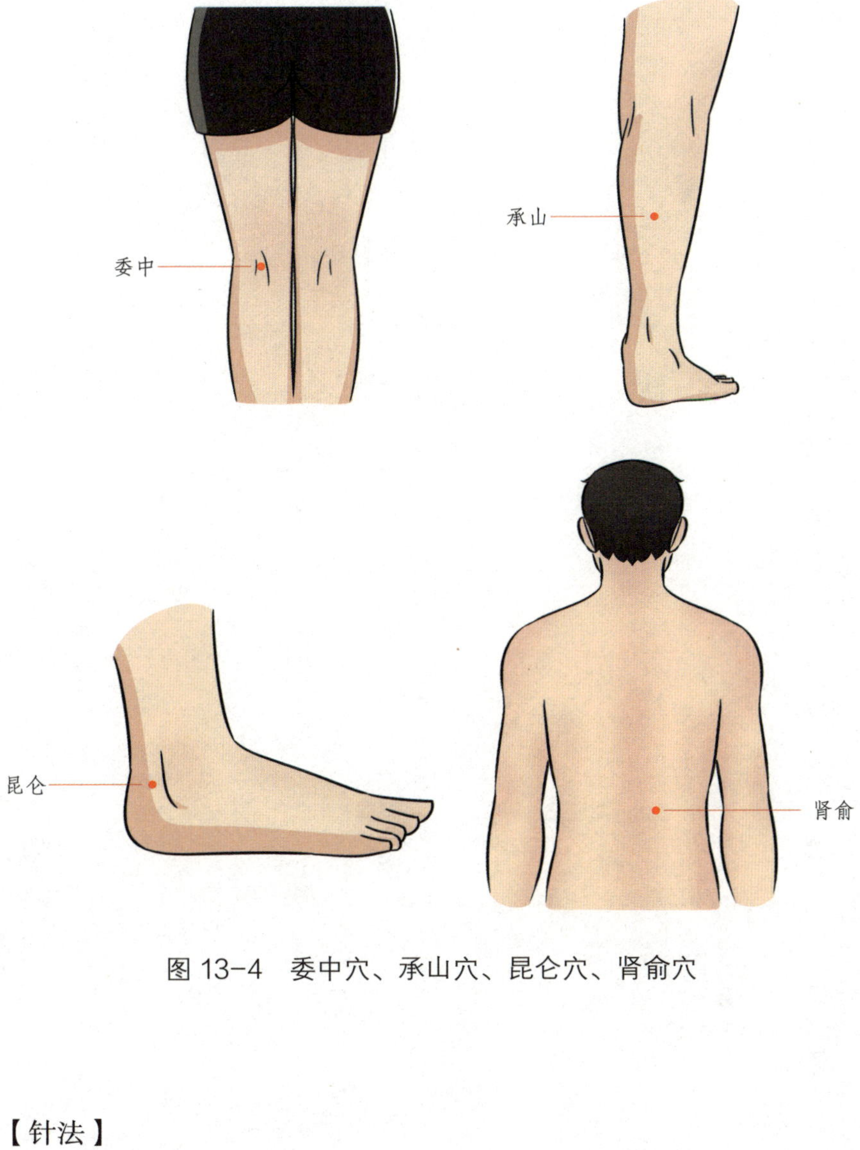

图 13-4 委中穴、承山穴、昆仑穴、肾俞穴

【针法】

针罐法。

【操作方法】

首先对穴位进行常规消毒，然后用三棱针在委中、承山、昆仑和肾俞穴上点刺放血，针后在进行拔罐治疗，留罐5～10分钟。每日1次，中病即止。